KiJu – Psychologie und Psychotherapie im Kindes- und Jugendalter
Band 20

Die Buchreihe

KiJu

wird herausgegeben von

Prof. Dr. Michael Borg-Laufs, Mönchengladbach
Prof. Dr. Hans-Peter Michels, Cottbus

DGVT-Verlag

Tübingen

Michael Helfer

Trainings-Inventar Aufmerksamkeitsstörung (T-I-A)

Konzentrations- und Arbeitstraining für Kinder mit ADS und ADHS

mit Online-Materialien

DGVT-Verlag

Tübingen
2025

Kontaktadresse:

Michael Helfer
Diplom-Psychologe
Psychologischer Psychotherapeut

E-Mail: trainings-inventar@t-online.de

Die Online-Materialien sind zu finden unter:
www.dgvt-verlag.de/shop/trainings-inventar-aufmerksamkeitsstoerung-t-i-a/

Download-Code: T20qdWESgu

Bibliografische Information der Deutschen Nationalbibliothek
Die Deutsche Nationalbibliothek verzeichnet diese Publikation in der Deutschen Nationalbibliografie; detaillierte bibliografische Daten sind im Internet über http://dnb.d-nb.de abrufbar.

1. Auflage 2016
2. Auflage 2021
3. Auflage 2025

DGVT-Verlag
Henriettenweg 3
72072 Tübingen

E-Mail: mail@dgvt-verlag.de
Internet: www.dgvt-verlag.de

Umschlagbild: Michael Helfer, Gelsenkirchen

Umschlaggestaltung: Wolfgang Winkler, Winkler_Design, Tübingen

Druck und Bindung: WIRmachenDRUCK GmbH, Mühlbachstraße 7, 71522 Backnang

ISBN 978-3-87159-955-2

Inhalt

Einleitung

Kinder, die ihre Hausaufgaben erst gar nicht beginnen, nicht zu Ende bringen oder übermäßig viele Flüchtigkeitsfehler machen, die plötzlich im Unterricht aufstehen, häufig stören oder auf dem Stuhl herumrutschen – Beispiele für Symptome von Aufmerksamkeitsdefizit- und Hyperaktivitätsstörungen, die aktuell zu den am häufigsten auftretenden psychischen Auffälligkeiten im Grundschulalter zählen. Aber was genau lässt sich unter Aufmerksamkeitsstörungen verstehen? Und welche Ursachen lassen sich finden? Vor allem jedoch: Was hilft den Kindern, ihren Eltern und ihren Lehrer/innen wirklich?

Das vorliegende Trainingsinventar T-I-A gibt Antworten auf diese Fragen, indem es zunächst die Störungsbilder anhand der aktuell gültigen, wissenschaftlich fundierten Symptomatik der gegenwärtigen Diagnosekriterien beschreibt. Es vermittelt einen einführenden Überblick von theoretischen Grundlagen und allgemeinen therapeutischen Maßnahmen. Der Schwerpunkt des standardisierten Inventars liegt in einem komplexen Grundlagen- und Aufbautraining mit vielfältigen und abwechslungsreichen Übungs- und Arbeitsmaterialien. Eine Elternschulung und zahlreiche Vorlagen zur Exploration, zur Anamnese und zur Diagnostik mit Symptomlisten, Vereinbarungen und Gesprächsvorlagen ergänzen das Training.

Im Aufbau der Sitzungen lassen sich fünf wiederkehrende Elemente unterscheiden, denen zur besseren Orientierung und Übersichtlichkeit passende Symbole bzw. Karten zugeordnet sind:

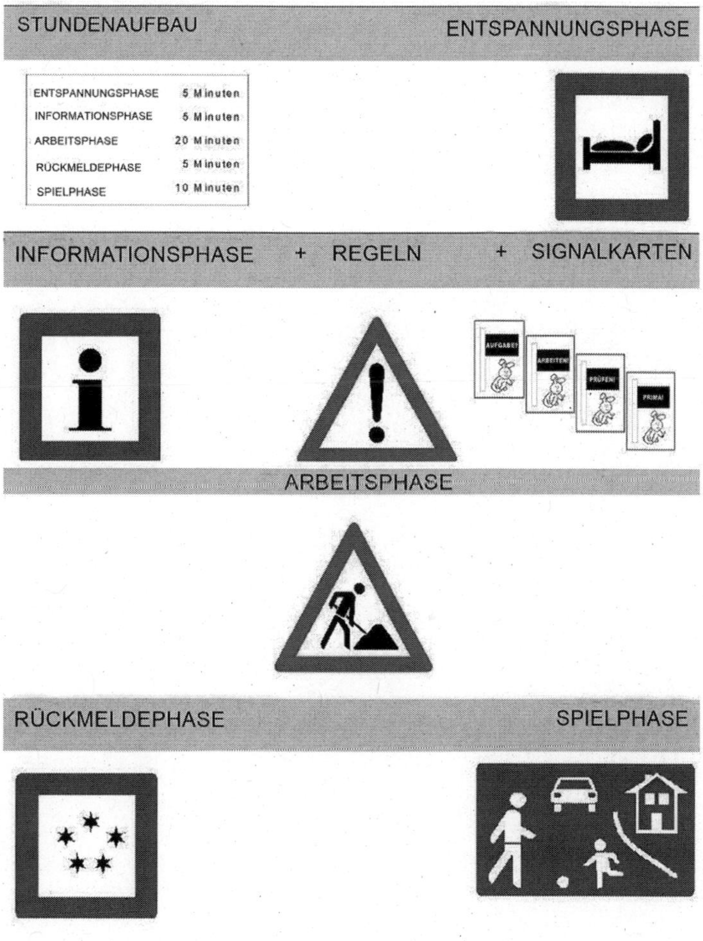

Ich bin der Rübezahl

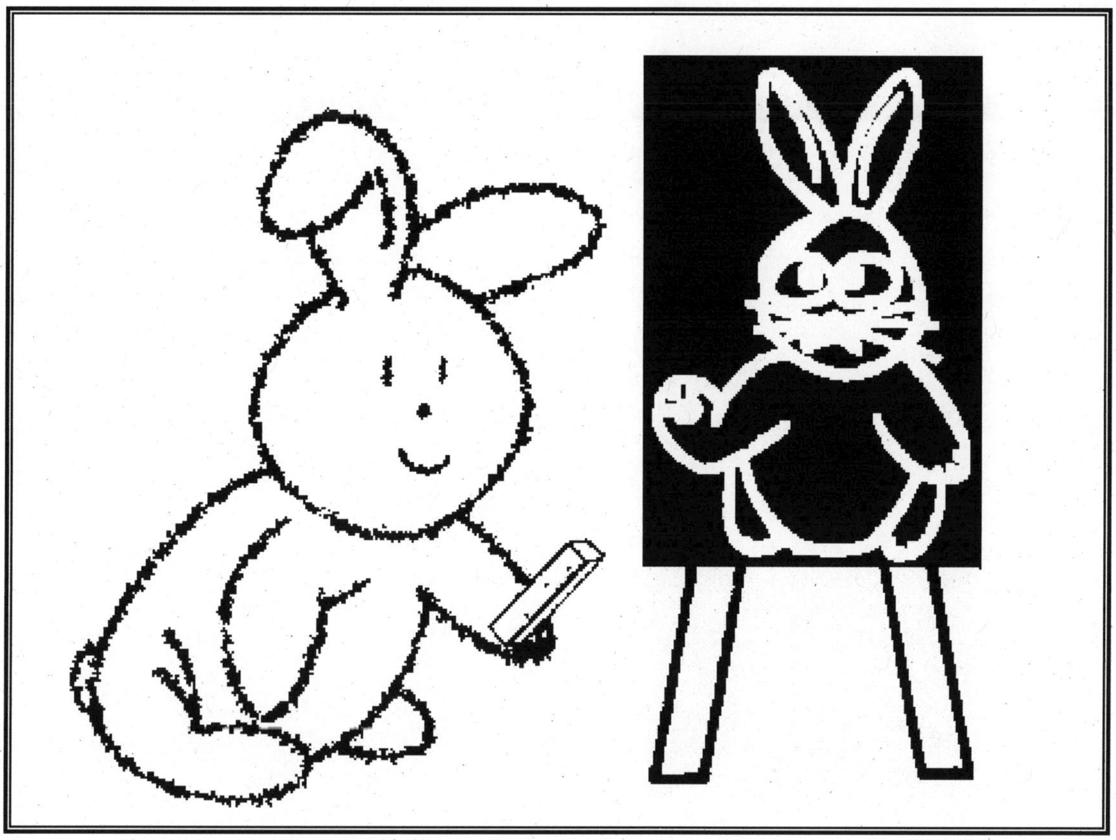

Hallo!

Ich heiße Bruno Rübezahl und werde euch in diesem Buch begleiten. Mein Motto ist: Wer schneller fertig wird, hat länger Pause! Aber Fehler darf man sich dann auch nicht erlauben ...

Macht einfach mit! Am Ende des vorliegenden Trainings sollt ihr mit eurer eigenen Leistung viel zufriedener sein können, als ihr es jetzt vielleicht seid – ebenso eure Eltern und Lehrer.

Viel Erfolg und bis bald!
Euer Bruno Rübezahl

Grundlagen Aufmerksamkeitsstörungen

Diagnostik

Beim Verdacht von Aufmerksamkeitsstörungen bei Kindern und Jugendlichen werden im Allgemeinen therapeutisch ausgebildete Psycholog/innen und Pädagog/innen oder Ärzt/innen aufgesucht. Neben dem Kind und seinen Eltern werden Lehrer/innen bzw. Erzieher/innen in die notwendige Anamnese miteinbezogen. Zusätzlich sollten ein Intelligenz- und ein Aufmerksamkeitstest durchgeführt werden.
Die Diagnostik folgt den Richtlinien von Klassifikationssystemen der Weltgesundheitsorganisation (ICD-10-GM) bzw. der American Psychiatric Association (DSM-5®). Das „Diagnostische und Statistische Manual Psychischer Störungen – DSM-5®" (APA, 2013; dt.: Falkai & Wittchen, 2015) schreibt dazu:

> Das Hauptmerkmal einer Aufmerksamkeitsdefizit-/Hyperaktivitätsstörung ist ein durchgehendes Muster von Unaufmerksamkeit und/oder Hyperaktivität-Impulsivität, welches das Funktionsniveau beeinträchtigt oder die Entwicklung behindert. Die *Unaufmerksamkeit* zeigt sich bei ADHS auf der Verhaltensebene in einem Abschweifen von Aufgaben, mangelnder Ausdauer, Schwierigkeiten, dauerhaft die Aufmerksamkeit aufrechtzuerhalten, und einem Mangel an Selbstorganisation … *Hyperaktivität* bezieht sich auf eine exzessive motorische Aktivität in Situationen, in denen diese unpassend ist (wie z. B. ein ständig herumlaufendes Kind), oder auf exzessives Zappeln, Finger- oder Fußtippen oder Geschwätzigkeit … *Impulsivität* bezieht sich auf überhastete Handlungen, die ohne Nachzudenken aus dem Moment heraus geschehen und die ein hohes Risiko mit sich bringen, sich selbst zu verletzen oder zu schädigen …

Allgemein wird also zwischen einer Störung der reinen Aufmerksamkeit und einer solchen mit Hyperaktivität bzw. Impulsivität unterschieden. Laut dem DSM-5® (APA, 2013; dt.: Falkai & Wittchen, 2015) müssen folgende Kriterien erfüllt sein, um von einer „Aufmerksamkeitsdefizit-/Hyperaktivitätsstörung" zu sprechen:

A. Ein durchgehendes Muster von Unaufmerksamkeit und/oder Hyperaktivität/Impulsivität, wie in (1) und/oder (2) beschrieben, welches das Funktionsniveau oder die Entwicklung beeinträchtigt:
1. **Unaufmerksamkeit:** Sechs (oder mehr) der folgenden Symptome sind während der letzten 6 Monate beständig in einem mit dem Entwicklungsstand des Kindes nicht zu vereinbarenden Ausmaß aufgetreten und wirken sich direkt negativ auf soziale und schulische/berufliche Aktivitäten aus:
Beachte: Die Symptome sind nicht ausschließlich ein Ausdruck von oppositionellem Verhalten, Trotz, Feindseligkeit oder der Unfähigkeit, Aufgaben oder Anweisungen zu verstehen. Für ältere Jugendliche und Erwachsene (17 Jahre und älter) sind mindestens fünf Symptome erforderlich.
a. Beachtet häufig Einzelheiten nicht oder macht Flüchtigkeitsfehler bei den Schularbeiten, bei der Arbeit oder anderen Tätigkeiten (z. B.: übersieht Einzelheiten oder lässt sie aus; arbeitet ungenau).

b. Hat oft Schwierigkeiten, längere Zeit die Aufmerksamkeit bei Aufgaben oder beim Spielen aufrechtzuerhalten (z. B. hat während Unterricht, Vorträgen, Unterhaltungen oder längerem Lesen Schwierigkeiten, konzentriert zu bleiben).
c. Scheint häufig nicht zuzuhören, wenn andere ihn bzw. sie ansprechen (z. B.: scheint mit den Gedanken woanders zu sein, auch ohne ersichtliche Ablenkungen).
d. Führt häufig Anweisungen anderer nicht vollständig durch und bringt Schularbeiten, andere Arbeiten oder Pflichten am Arbeitsplatz nicht zu Ende (z. B.: beginnt mit Aufgaben, verliert jedoch schnell den Fokus und ist leicht abgelenkt).
e. Hat häufig Schwierigkeiten, Aufgaben und Aktivitäten zu organisieren (z. B.: hat Probleme, sequentiell aufeinander folgende Aufgaben zu bewältigen; Schwierigkeiten, Materialien und eigene Sachen in Ordnung zu halten; unordentliches, planlos-desorganisiertes Arbeiten; schlechtes Zeitmanagement; hält Termine und Fristen nicht ein).
f. Vermeidet häufig, hat eine Abneigung gegen oder beschäftigt sich häufig nur widerwillig mit Aufgaben, die länger andauernde geistige Anstrengungen erfordern (z. B.: Mitarbeit im Unterricht oder Hausaufgaben; bei älteren Jugendlichen oder Erwachsenen: Ausarbeiten von Berichten, Ausfüllen von Formularen, Bearbeiten längerer Texte).
g. Verliert häufig Gegenstände, die für bestimmte Aufgaben oder Aktivitäten benötigt werden (z. B. Schulmaterialien, Stifte, Bücher, Werkzeug, Geldbörsen, Schlüssel, Arbeitspapiere, Brillen, Mobiltelefone).
h. Lässt sich öfter durch äußere Reize leicht ablenken (bei älteren Jugendlichen und Erwachsenen können auch mit der aktuellen Situation nicht in Zusammenhang stehende Gedanken gemeint sein).
i. Ist bei Alltagstätigkeiten häufig vergesslich (z. B. bei der Erledigung häuslicher Pflichten oder Besorgungen; bei älteren Jugendlichen und Erwachsenen umfasst das Vergessen auch Telefonrückrufe zu tätigen, Rechnungen zu bezahlen, Verabredungen einzuhalten).
2. **Hyperaktivität und Impulsivität:** sechs (oder mehr) der folgenden Symptome sind während der letzten sechs Monate beständig in einem mit dem Entwicklungsstand nicht zu vereinbarenden und unangemessenen Ausmaß aufgetreten und wirken sich direkt negativ auf soziale und schulische/berufliche Aktivitäten aus:
Beachte: Die Symptome sind nicht ausschließlich ein Ausdruck von oppositionellem Verhalten, Trotz, Feindseligkeit oder der Unfähigkeit, Aufgaben oder Anweisungen zu verstehen. Für ältere Jugendliche und Erwachsene (17 Jahre und älter) sind mindestens fünf Symptome erforderlich.
a. Zappelt häufig mit Händen und Füßen oder rutscht auf dem Stuhl herum.
b. Steht oft in Situationen auf, in denen Sitzenbleiben erwartet wird (z. B. verlässt eigenen Stuhl im Klassenraum, im Büro oder an anderem Arbeitsplatz oder in anderen Situationen, die erfordern, am Platz zu bleiben).
c. Läuft häufig herum oder klettert exzessiv in Situationen, in denen dies unpassend ist (Beachte: bei älteren Jugendlichen oder Erwachsenen kann dies auf ein subjektives Unruhegefühl beschränkt bleiben).
d. Hat häufig Schwierigkeiten, ruhig zu spielen oder sich mit Freizeitaktivitäten ruhig zu beschäftigen.
e. Ist häufig „auf dem Sprung" oder handelt oftmals, als wäre er oder sie „getrieben" (z. B.: kann nicht über eine längere Zeit hinweg ruhig an einem Platz bleiben bzw. fühlt sich dabei sehr unwohl, z. B. in Restaurants, bei Besprechungen; dies kann von anderen als Ruhelosigkeit oder als Schwierigkeit erlebt werden, mit dem Betreffenden Schritt zu halten).
f. Redet häufig übermäßig viel.
g. Platzt häufig mit Antworten heraus, bevor die Frage zu Ende gestellt ist (z. B.: beendet die Sätze anderer; kann in Unterhaltungen nicht abwarten, bis er bzw. sie mit Reden an der Reihe ist).

h. Kann nur schwer warten, bis er bzw. sie an der Reihe ist (z. B. beim Warten in einer Schlange).
i. Unterbricht oder stört häufig (z. B.: platzt in Gespräche, Spiele oder andere Aktivitäten hinein; benutzt die Dinge anderer Personen ohne vorher zu fragen oder ohne Erlaubnis; bei älteren Jugendlichen und Erwachsenen: unterbricht oder übernimmt Aktivitäten anderer).
Aus: DSM-5® (APA, 2013; dt.: Falkai & Wittchen, 2015)

Verlauf und mögliche Ursachen

Typisch für den Verlauf hyperkinetischer Störungen sind folgende Merkmale (Barkley, 2014; Döpfner, Schürmann & Frölich, 2013):

- Säuglings- und Kleinkindalter: sehr hohes Aktivitätsniveau, ungünstige Temperamentsmerkmale und überwiegend negativ kontrollierende Interaktion der Bezugsperson mit dem Kind, Entwicklungsverzögerungen
- Kindergarten- und Vorschulalter: extreme motorische Unruhe, geringe Spielintensität und -ausdauer, oppositionelles Verhalten, Entwicklungsdefizite, Stabilität zwischen dem fünften und siebten Lebensjahr: etwa 50 %, Risikofaktoren für chronischen Verlauf: stark ausgeprägte Symptomatik, zusätzlich oppositionelle Verhaltensstörung, negativ-kontrollierende Erziehung
- Grundschulalter: Schuleintritt, Unruhe und Ablenkbarkeit im Unterricht, Lernschwächen und Teilleistungsschwächen, Klassenwiederholungen und Umschulungen, oppositionell-aggressives Verhalten, Ablehnung durch Gleichaltrige, Leistungsunsicherheit und Selbstwertprobleme, Stabilität zwischen dem siebten und zehnten Lebensjahr: mindestens 60 bis 70 %
- Jugendalter: Verminderung der motorischen Unruhe, Aufmerksamkeitsstörungen persistieren, aggressiv-dissoziales Verhalten (etwa 40%), Alkohol- und Drogenmissbrauch, emotionale Auffälligkeiten, geringes Bildungsniveau, Stabilität zwischen Kindes- und Jugendalter: 30 bis 70 %
- Erwachsenenalter: dissoziales Verhalten/Delinquenz (20 bis 45 %), antisoziale Persönlichkeitsstörung (etwa 25 %), geringerer Beschäftigungsstatus

Die Symptome deuten auf ein heterogenes Störungsbild hin. Auch existiert kein zentraler Prädiktor zur Vorhersage der Entwicklung einer Aufmerksamkeits- oder Hyperaktivitätsstörung. Dies lässt darauf schließen, dass für die Genese ein multifaktorielles Ursachengefüge aus biologischen und psychosozialen Faktoren verantwortlich ist (z. B. Döpfner, Schürmann & Frölich, 2013). Natürlich gibt es eine größere Anzahl empirischer Befunde zur Entwicklung und zum Verlauf. Sie können einen gewissen Aufschluss geben zu äußeren wie auch zu inneren Einflüssen. Aktuell reichen aber die Ergebnisse medizinischer und psychologischer Studien nicht aus, eindeutige und universale Ursachen für die Entstehung von Aufmerksamkeitsstörungen zu benennen.
Hierzu einige Beispiele: Auf genetische Faktoren weisen Studien hin, die ein signifikant häufigeres Auftreten hyperkinetischer Störungen bei Geschwistern und Eltern betroffener Kinder nachweisen (z. B. Biedermann et al., 1992). Für eine neurologische Störung spricht der Befund einer verminderten inhibitorischen Kontrolle von Kindern mit Aufmerksamkeitsstörungen und der eingeschränkten Fähigkeit, sich situationsangemessen und insofern selbstkontrolliert zu verhalten (Barkley, Grodzinsky & DuPaul, 1992, in einer Analyse von 22 neuropsychologischen Untersuchungen).

Psychosoziale Einflüsse erschließen sich etwa aus der Beobachtung, dass aufmerksamkeitsgestörte Kinder sich besonders impulsiv zeigen bei der Aufschiebung einer kurzfristigen Befriedigung von Bedürfnissen zugunsten langfristiger Belohnungen (Sonuga-Barke, Taylor, Sembi & Smith, 1992); eine vorwiegend aversiv kontrollierte Mutter-Kind-Interaktion und eine erhöhte familiäre Belastung während der frühen Kindheit sind Vorhersagefaktoren für die spätere Verfestigung von Aufmerksamkeitsstörungen (Becker, Holtmann, Laucht & Schmidt, 2004).

In ihrem integrativen Modell von Erkenntnissen zur Manifestation und Aufrechterhaltung von Aufmerksamkeitsstörungen zeigen Lauth und Schlottke (2009) den Zusammenhang biologischer Risiken und psychosozialer Faktoren bzw. die Wechselwirkung von Selbststeuerung und Verhalten mit Reaktionen der Umwelt. Es besteht allgemein kein kausaler Zusammenhang, sondern eine erhöhte Gefährdung:

- Biologische und neurophysiologische Risiken: beeinträchtigte Aktivierungssteuerung, unzureichende Inhibitionskontrolle, Beeinträchtigung der Reizverarbeitung
- Eingeschränkte Selbststeuerung: mangelnde Verhaltensregulation, mangelnde Verhaltensorganisation, Fertigkeitsdefizite
- Auffälliges Verhalten: Unaufmerksamkeit/Ablenkbarkeit, Impulsivität, teilweise Überaktivität, Trödeln
- Problemverschärfungen: Lernstörungen/Beeinträchtigung in der Schule, oppositionelles Trotzverhalten, Störung des Sozialverhaltens
- Reaktionen der Umwelt: Coersives Verhalten, Ungünstige Verstärker, Mangel an positiver Anleitung

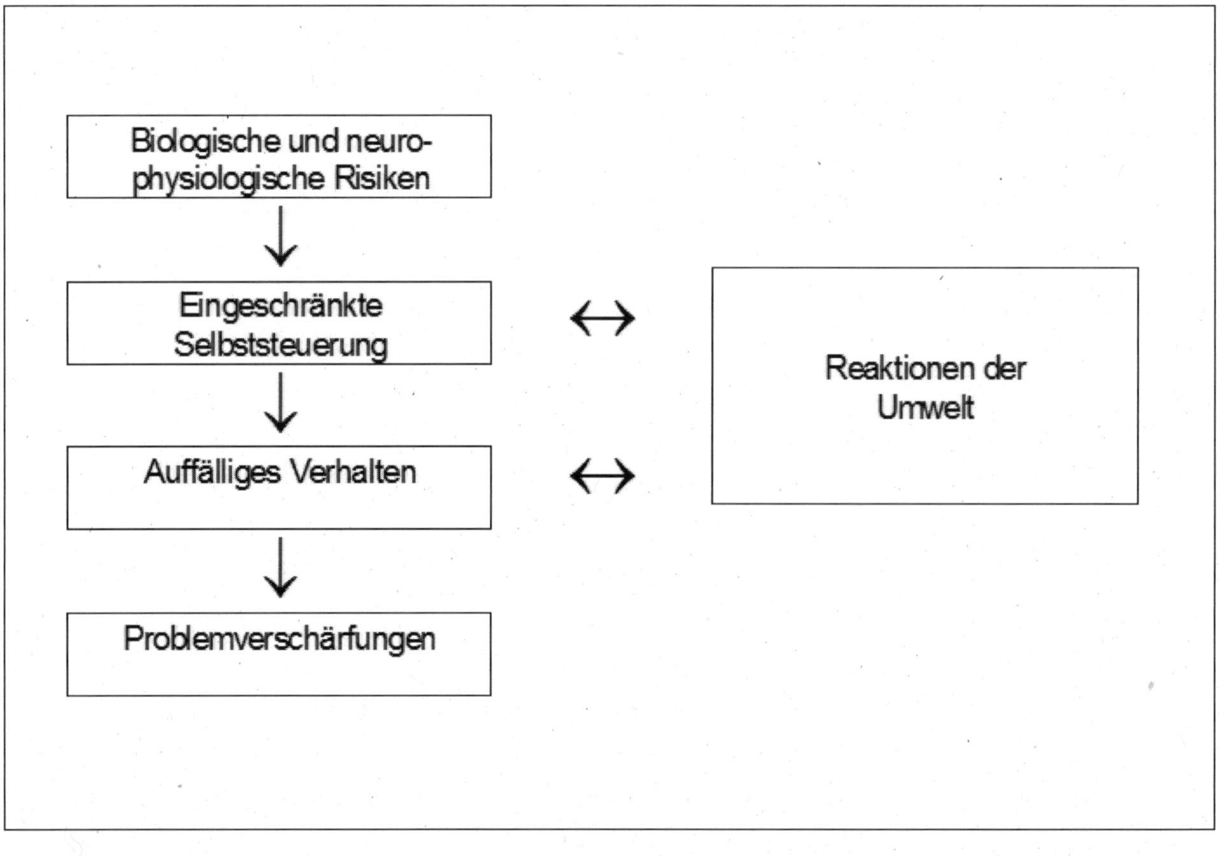

Abbildung 1: *Das integrative Modell zur Manifestation und Aufrechterhaltung von Aufmerksamkeitsstörungen (Lauth & Schlottke, 2009)*

Therapieansätze

Therapien müssen unmittelbar darauf abzielen, die Aufmerksamkeit der Kinder zu verbessern oder zu normalisieren bzw. hyperaktives oder impulsives Verhalten zu vermindern. Mittelbar sollen dadurch die schulischen Leistungen gesteigert und die Interaktionen zwischen dem Kind und anderen Menschen vorteilhaft beeinflusst werden.

In den *Psychotherapien* von Kindern mit Aufmerksamkeitsstörungen kommen bevorzugt verhaltenstherapeutische Interventionen zum Einsatz. Regelmäßige Beratungsgespräche mit Eltern und Lehrer/innen unterstützen den Fortschritt der Behandlung. Normalerweise werden verschiedene Interventionen und Methoden miteinander kombiniert. Sie beinhalten neben anderen Elementen häufig ein Selbstinstruktionstraining, Verstärkerpläne und Entspannungsübungen:

Das *Selbstinstruktionstraining* nach Meichenbaum und Goodman (1971) und Douglas (1980) stellt ein Beispiel für sozial-kognitives *Lernen* dar, das durch systematisches Vorgehen die Selbstkontrolle bzw. -regulation bei der Bewältigung von Problemen verbessert und die Findung von Problemlösestrategien anregt. Der/die Therapeut/in vermittelt als Modell durch lautes Denken die einzelnen Handlungsschritte. Das Kind seinerseits imitiert diese Vorgehensweise in eigenen Übungen und instruiert sich solange selbst, bis es die Strategien internalisiert hat. Unterstützend können entsprechende Signalkarten eingesetzt werden (z. B. Lauth & Schlottke, 2009; Döpfner, Schürmann & Frölich, 2013). Zu den wesentlichen Prinzipien zählen:

- die Definition des Problems
- das Durchdenken von Lösungsmöglichkeiten
- das Abwägen der Handlungsalternativen und ihre planvolle Organisation
- die schrittweise Durchführung des Lösungsprozesses
- die Überprüfung des Handlungsergebnisses und die Selbstbekräftigung für den Erfolg

Verstärkerpläne nutzen den Einfluss von Verhaltenskonsequenzen und somit die Methoden des operanten Konditionierens. Allgemein wird gewünschtes Verhalten bekräftigt, unerwünschtes Verhalten dagegen sanktioniert. Dadurch erhöht oder verringert sich die Auftretenswahrscheinlichkeit einer Handlung. In der Therapie wird ein Kind, das seine Arbeitsaufgaben erledigt, beispielsweise durch eine Spielzeit, durch ein Lob oder durch den Erhalt von Tauschverstärkern belohnt. Das Verweigern des Arbeitsauftrags oder das unerwünschte Aufstehen erfährt eine indirekte Bestrafung durch den Entzug von Tauschverstärkern. Im Allgemeinen beeinflussen die Unmittelbarkeit (Kontiguität) der Konsequenz und die Art ihrer Wiederholung sowie ihre Verknüpfung mit dem Verhalten (Kontingenz) ihren Erfolg.

Das Verfahren der *Progressiven Muskelentspannung* nach Jacobson (1929) beruht auf den Prinzipien des Klassischen Konditionierens. Dabei werden die Muskelgruppen von Armen, Beinen, Rumpf und Kopf nacheinander und wechselweise bewusst angespannt und wieder losgelassen. Vornehmlich Stärke und Dauer der Muskelanspannung sowie der Trainingsfortschritt bestimmen die Intensität der mental wahrgenommenen und der physiologisch aufgetretenen Entspannungsreaktion. Die Wirksamkeit des Einsatzes dieser Technik beruht insbesondere auf ihrem Einfluss auf Atmung und Herzschlag. Im Laufe der Übung führen ursprünglich neutrale Stimuli (z. B. besondere Sitzhaltung, bestimmte Worte) als konditionierte Reize zur Verringerung der Atem- und Herzfrequenz bzw. zur Auslösung der Entspannung im Sinne einer konditionierten Reaktion.

Lernprinzipien und Methoden der Verhaltenstherapie
(Franz Petermann, Hrsg., 2014, S. 22–63):
- Klassisches Konditionieren: Lernen bedingter Reaktionen (Entspannungstraining)
- Operantes Konditionieren: Belohnung/Bestrafung (Verstärkerpläne, Time-out-Technik, Bekräftigung, Bestrafung, Ignorieren, Verhaltensformung, Differentielle Verstärkung)
- Diskriminationslernen: Reizdiskrimination/Reaktionsdiskrimination (Wahrnehmungstraining, Problemlösetraining, Verhaltenstraining)
- Modelllernen: Symbolisches Modelllernen/Teilnehmendes Modelllernen (Medienvermitteltes Vorbildlernen, Beobachtungslernen in vivo bzw. mit realem Vorbild)
- Sozial-kognitives Lernen: Selbstkontrolle/Kognitive Umstrukturierung (Selbstbeobachtung, Selbstbewertung und Selbstverstärkung, Selbstinstruktion und Selbstverbalisation)
- Selbstwirksamkeit: Ergebniserwartung/Wirksamkeitserwartung (Verhaltensvertrag, Soziales Kompetenztraining, Verhaltensübung, Rollenspiel)

Beim Vorliegen einer Lernstörung sollte die funktionelle Förderung bzw. Therapie des Kindes durch ein *Rechtschreib- bzw. Rechen-Training* in Erwägung gezogen werden von entsprechend geschulten Psycholog/innen, Pädagog/innen und Lehrer/innen. Dabei finden standardisierte Programme Verwendung (z. B. Berger et al., 2009; Helfer, 2016), die die Berücksichtigung des Lernstands und der aktuellen Leistungsfähigkeit der Schüler/innen erlauben.

In der *Pharmakotherapie* erfolgt die Medikation häufig durch Amphetamine (Psychostimulanzien wie Methylphenidat). Die Hauptwirkung tritt 30 bis 45 Minuten nach der Einnahme ein und hält bis zu vier Stunden an. Zu den häufigsten Nebenwirkungen zählen Durchschlafstörungen und Appetitlosigkeit. Alternativ werden auch Antidepressiva verabreicht. Verbreitete, nicht psychotherapeutische Maßnahmen zur Behandlung von Kindern mit Aufmerksamkeitsstörungen sind die *Ergotherapie* und die *Krankengymnastik.*

Das Trainings-Inventar Aufmerksamkeitsstörung

Das vorliegende Trainings-Inventar Aufmerksamkeitsstörung (T-I-A) verbindet verschiedene Techniken mit lerntheoretischem Hintergrund. Der Schwerpunkt des standardisierten Programms liegt in einem Grundlagen- und in einem Aufbautraining mit vielfältigen und abwechslungsreichen Übungs- und Arbeitsmaterialien. Eine Elternschulung und zahlreiche Vorlagen zur Exploration, zur Anamnese und zur Diagnostik mit Symptomlisten, Vereinbarungen und Dokumentationsformularen ergänzen das Training.

Die Handlungsprinzipien und Materialien für Kinder im Grundschulalter, die dieses Trainings-Inventar beinhaltet, haben sich in den letzten Jahren in der praktischen Arbeit bewährt. Wichtige *Erfahrungen zum Training,* die sich aus der Praxis ergeben haben, lassen sich zusammenfassend wie folgt darstellen:

- Von Anfang an sollten die Lehrer/innen in das Aufmerksamkeitstraining einbezogen und entsprechende Absprachen für den Schulunterricht und für die Hausaufgaben getroffen werden. Keine davon darf als Strafe dargestellt werden. Oft wird es als hilfreich empfunden, dem unaufmerksamen Kind einen Einzelplatz im Klassenzimmer zuzuweisen; dieser sollte nicht am Fenster liegen, um zusätzliche Ablenkungsreize zu vermeiden. Die Inhalte von Übungen im Unterricht können in ihrem Umfang oder in ihrer Schwierigkeit vereinfacht werden, um Ziele leichter zu erreichen. Weil Hausaufgaben nicht selten viel Zeit in Anspruch nehmen und die Resultate trotzdem den Ansprüchen nicht genügen, tut man allen Beteiligten einen großen Gefallen, nach gemeinsamer Absprache diese zu begrenzen (z. B. durch ein Zeitlimit von 30 Minuten).

- Erste Erfolge können sich durch das Aufmerksamkeits-Training bereits nach kurzer Zeit einstellen. In der Regel dauert es aber Wochen und mitunter sogar Monate, bis sich wesentliche Veränderungen zeigen und verfestigen. Erfahrungsgemäß kann dadurch die Geduld der Eltern auf eine harte Probe gestellt werden. Weil aber ihre kontinuierliche Mitarbeit unverzichtbar ist, sollten sie in den ersten gemeinsamen Sitzungen darauf vorbereitet werden, zwischenzeitliche Rückschritte und Misserfolge zu erleben und diese als normal und unvermeidbar zu interpretieren. Die Eltern sollten stets motiviert werden, weiterzumachen und ihr tägliches Bemühen (z. B. beim Erledigen der Hausaufgaben, beim Durchsetzten von Regeln) aufrechtzuerhalten. Dies wird ihnen umso leichter fallen, wenn sie vom Sinn und von der Wirksamkeit der Maßnahme überzeugt sind.

- Die Größe der Trainingsgruppe sollte so gewählt sein, dass genügend Zeit für eine gute Betreuung der einzelnen Kinder bleibt, was erfahrungsgemäß bei zwei bis vier Teilnehmer/innen der Fall ist. Je mehr von ihnen unter einer Symptomatik mit Hyperaktivität leiden, desto größere Schwierigkeiten werden sich bei der Disziplinierung ergeben; bei besonderer Auffälligkeit sollte zunächst über eine Arbeit in Einzelsitzungen nachgedacht werden. Der Einfluss von Alter und Geschlecht erscheint während der Grundschulzeit eher unbedeutend, wobei die Anzahl der Jungen in der Regel überwiegen wird.

- Bei der Wahl der Entspannungsübungen kann der/die Therapeut/in experimentieren. Neben dem Muskelentspannungstraining bietet es sich insbesondere bei jüngeren Kindern an, Phantasiereisen vorzutragen (z. B. Krowatschek & Theiling, 2015). Während des eigentlichen Entspannungszustandes können förderliche Suggestionen gegeben werden (z. B. „Eine tiefe Ruhe durchströmt euren Körper“, „Ihr fühlt euch gelassen und zufrieden“, „Dieser angenehme Zustand dauert auch nach dieser Übung weiter an“).

- Die Beziehungen von Jungen und Mädchen mit Aufmerksamkeitsproblemen sind oft konfliktbehaftet, auch zwischen den Kindern selbst. Sie haben deshalb eher selten einen besten Freund. Um Kontakte zu fördern, kann es sehr hilfreich sein, sie in einem Verein oder bei einer Jugendorganisation anzumelden. Regelmäßige gemeinsame Unternehmungen mit Eltern und Geschwistern (z. B. Schwimmen gehen, Spaziergänge, Spieleabende) sorgen für ein harmonischeres Familienklima und schaffen einen Ausgleich zum anstrengenden Alltag.

- Zwischen Aufmerksamkeitsdefiziten und Lernstörungen besteht ein enger Zusammenhang: Mangelhafte Konzentration behindert das Lernen. Liegen entsprechende Hinweise vor (z. B. schlechte Schulnoten), sollte zunächst eine zusätzliche Diagnostik der Lese-, Schreib- bzw. Rechenfertigkeiten vorgenommen werden sowie der Intelligenz (wenn nicht schon geschehen), um auch die allgemeine Begabung zu beurteilen. Eine deutliche Abweichung zwischen den gezeigten Fähigkeiten und dem IQ gibt einen deutlichen Hinweis auf das Vorliegen einer solchen Störung. Ihre Behandlung sollte systematisch erfolgen, idealerweise unter Anwendung eines standardisierten Programms (z. B. Helfer, 2016). Weil jedoch eine gezielte Förderung von Lesen, Schreiben bzw. Rechnen mit unaufmerksamen Kindern besonders schwerfällt, macht es Sinn, damit erst

nach dem erfolgreichen Abschluss des Konzentrationstrainings (in das entsprechende und gut aufbereitete Lerninhalte bereits einfließen können) zu beginnen.
- In einer *Evaluationsstudie* (Helfer, 2014; unveröffentlicht) zur Wirksamkeit des Trainings-Inventars Aufmerksamkeitsstörungen T-I-A wurden Trainingsgruppen von Schülerinnen und Schülern gewählt, die zwischen 2013 und 2014 an einer solchen Maßnahme teilgenommen hatten. Bei allen Teilnehmer/innen war eine Aufmerksamkeitsstörung diagnostiziert worden (nach dem DSM-IV: Aufmerksamkeitsdefizit-/Hyperaktivitätsstörung Vorwiegend Unaufmerksamer Typus; Aufmerksamkeitsdefizit-/Hyperaktivitätsstörung Vorwiegend Hyperaktiver Typus; NNB Aufmerksamkeitsdefizit-/Hyperaktivitätsstörung). Mit den drei Gruppen von zwei, drei bzw. vier Kindern im Alter zwischen sechs und zehn Jahren wurden 12, 16 und 38 Sitzungen (je 45 Minuten, teilweise Doppelstunden) durchgeführt. Erfolgskriterium war das Urteil von Eltern und Therapeuten zum Ende der Maßnahme (Symptome bestehen nicht mehr oder in unwesentlichem Umfang weiter vs. Symptome bestehen vollständig oder in wesentlichem Umfang weiter). Die Studie zeigte, dass von den neun Schüler/innen bei sechs Kindern die Symptome nicht mehr oder nur noch in unwesentlichem Umfang bestanden und sie erfolgreich therapiert wurden. Bei drei von ihnen bestanden die Symptome vollständig oder in wesentlichem Umfang weiter. Das signifikante Ergebnis ($p < 0,05$) gibt einen Hinweis auf die Wirksamkeit des T-I-A als geeignete Intervention bei Kindern im Grundschulalter mit einer Aufmerksamkeitsstörung.

Das nachfolgende *Fallbeispiel* zeigt exemplarisch die Behandlung eines Jungen mit einer Aufmerksamkeitsstörung. Die Fallbeschreibung vermittelt einen Eindruck von Diagnostik, Therapieplanung und Intervention.
Zum Vorstellungszeitpunkt ist Fabian 7;3 Jahre alt und besucht die erste Klasse der Grundschule. Er lebt bei seiner alleinerziehenden Mutter, die gegenwärtig keiner Berufstätigkeit nachgeht, und hat keine weiteren Geschwister.
Im Erstgespräch beklagt die Mutter, dass sich ihr Sohn seit seiner Einschulung weder bei den Hausaufgaben noch in der Schule konzentrieren könne. Schon im Kindergarten habe er viel Phantasie besessen, was aber niemanden gestört habe; jetzt träume er oft vor sich hin und bringe Arbeiten nicht zu Ende. Auch höre er ihr häufig nicht zu oder es entfalle ihm sofort, was sie ihm aufgetragen habe. Zudem vergesse er oft Materialien für die Schule und auch für zu Hause, manchmal verschwänden diese einfach und blieben unauffindbar. Morgens habe er Probleme, rechtzeitig zur Schule fertig zu werden, er trödele auf dem Weg und komme nicht selten zu spät. Dazu kämen Lernprobleme im Rechnen und sie befürchte, dass Fabian das Schuljahr wiederholen müsse, wenn es so weitergehe. Zu Hause käme es deshalb immer wieder zu Streit. Vor einigen Wochen habe sie mit der zuständigen Mitarbeiterin des Jugendamtes darüber gesprochen. Es könne geprüft werden, ob eine Maßnahme der Jugendhilfe wie die Fremdunterbringung in einem Internat infrage käme; sie selbst wolle dies aber auf jeden Fall vermeiden. Zur weiteren Ergänzung der Diagnostik bearbeitet die Kindesmutter einen Elternfragebogen zum Diagnostischen Interview bei psychischen Störungen im Kindes- und Jugendalter (Kinder-DIPS) und zum Verhalten von Kindern und Jugendlichen (CBCL 4-18) . Die Schilderungen der Lehrerin zu Fabians Verhalten stimmen mit denen der Mutter weitgehend überein. Auch im Unterricht könne dieser die Aufgaben oft nicht zu Ende bringen, manchmal fange er gar nicht an. Das falle erst spät auf, denn er bleibe an seinem Platz sitzen und störe auch nicht. Materialien und Hausaufgaben fehlten häufig.
Fabian wirkt während einer ersten Untersuchung freundlich und interessiert. Gern beantwortet er Fragen und unterhält sich. Bei einem Intelligenztest (CFT 1) zeigt er gewisse Auffälligkeiten, wirkt ablenkbar und unkonzentriert. Zu einem späteren Zeitpunkt hat er dann große Probleme bei einem Rechentest (HRT 1-4). Mehrfach unterbricht er und muss zur Weiterarbeit angehalten werden.

Die Ergebnisse von Anamnese und Diagnostik belegen, dass Fabian an einer Aufmerksamkeitsdefizit-/Hyperaktivitätsstörung Vorwiegend Unaufmerksamer Typus (DSM-IV: 314.0) leidet. Auch liegt eine Rechenstörung (DSM-IV 315.1 HRT 1-4: PR = 5) vor bei normaler Begabung (CFT 1: IQ = 85). Seine Verhaltensprobleme in der Schule und bei den Hausaufgaben werden in den Augen der Mutter und ihm selbst als zentrale Schwierigkeit gesehen. In der therapeutischen Intervention sollen deshalb seine mangelnde Konzentration und Ausdauer bei der selbstständigen Bearbeitung von Aufgaben in der Schule und zu Hause im Mittelpunkt stehen. Deshalb wird Fabian an einem Aufmerksamkeitstraining teilnehmen, angelehnt an das Trainings-Inventar Aufmerksamkeitsstörung (T-I-A), und zu einem späteren Zeitpunkt an einem Rechentraining (T-I-R). Seine Mutter erklärt sich bereit, zu begleitenden Gesprächen zu erscheinen. Ebenso soll mit der Klassenlehrerin regelmäßig Rücksprache gehalten werden.

Im T-I-A kommen verschiedene Interventionsprinzipien zum Einsatz zur Verbesserung der Aufmerksamkeit und zur Verringerung des impulsiven Verhaltens. Ein integriertes Selbstinstruktionstraining vermittelt Strategien und Strukturen zum planvollen und geordneten Umgang mit Problemen und Aufgaben. Verstärkerpläne bekräftigen die Kinder bei der Einhaltung grundlegender Regeln und fördern ihr selbstständiges und erfolgreiches Arbeiten. Die anfänglichen Entspannungsphasen lassen sie zur Ruhe kommen. Spielrunden schließen die Stunden ab. Den Schwerpunkt der Sitzungen bildet die Arbeit mit den Materialien mit realitätsnahen Inhalten aus Alltag und Schule. Diese liegen für verschiedene Altersgruppen in unterschiedlichen Schwierigkeitsgraden vor. Einem Grundlagen- folgt ein Aufbautraining, deren Einheiten als Bausteine flexibel an die Problemsituation der Jungen und Mädchen angepasst werden können. Begleitend finden Elterngespräche statt.

Fabians Trainingsgruppe besteht aus insgesamt vier Schüler/innen im Grundschulalter. Insgesamt nimmt er an 19 Sitzungen (je 90 Minuten) in einem Zeitraum von 24 Wochen teil. Der Verlauf erweist sich als günstig und ihm kommt zugute, dass er eher ruhig ist und selber selten stört. Er hält sich zwar anfänglich stark zurück, nimmt aber gern an der Entspannung teil. In den Informations- und Arbeitsphasen verliert er zunächst schnell das Interesse und muss vielfach ermuntert und aufgefordert werden, etwas zu tun. Mehr und mehr gelingt es ihm jedoch, über das Selbstinstruktionstraining sein Arbeitsverhalten zu steuern und zu verbessern. Ihm wird bewusst, dass er durch einen zügigen Beginn auch schneller zum Ende kommt. Da er eine gute Auffassungsgabe hat, fällt ihm die Bearbeitung der Materialien verhältnismäßig leicht. Eine Übertragung der Strukturen auf die Hausaufgabensituation fällt relativ leicht. Seine Mutter gibt sich sehr engagiert. Erfolge stellen sich auch deshalb früh ein, weil seine Lehrerin ihm viel Aufmerksamkeit widmet. Er bekommt von ihr schnelle Rückmeldungen und die Klasse ist relativ klein. Seit er mit einem Mädchen aus der Nachbarschaft gemeinsam zur Schule geht, kommt er dort pünktlicher an.

Parallel dazu werden acht Gespräche mit der Mutter geführt. Sie hat dabei unter anderem die Gelegenheit, Fragen zu stellen und eigene Wünsche zu äußern, bekommt einen Überblick über das Training und übt den Umgang mit Fabian bei den Hausaufgaben ein. In verschiedenen Telefonaten und einzelnen Gesprächen werden mit der Lehrerin verschiedene Vereinbarungen getroffen wie das Führen und Kontrollieren eines Hausaufgabenheftes; an Tagen, an denen Fabian zu spät ankommt, meldet sie es der Mutter zurück. Im Unterricht setzt sie ihn an einen eigenen Tisch, sodass er weniger abgelenkt wird. Pausiert er, bittet sie ihn weiterzuarbeiten und würdigt später seine Ergebnisse.

Nach Abschluss des Trainings bestünden laut Einschätzung der Mutter wesentliche Probleme nicht mehr oder nur noch in einem akzeptablen Ausmaß. Fabian führe in der Regel sein Hausaufgabenheft und mache seine Hausaufgaben weitgehend selbstständig und in einer akzeptablen Zeit. Zur Sicherheit führe sie aber Kontrollen durch, nötigenfalls fordere sie ihn auch dazu auf. Er trödele auch kaum mehr auf dem Schulweg, nachdem er gemeinsam mit einer anderen Schülerin laufe. Meist fänden sich auch seine Materialien. Seine Leistungen hätten sich gebessert, auch im Rechnen, und eine Rückversetzung sei definitiv ausgeschlossen. Auseinandersetzungen seien seltener geworden und an eine Fremdunterbringung denke niemand mehr. Die Klassenlehrerin bestätigt diese günstige Entwicklung. Fabian habe in den letzten Monaten die Bereitschaft entwickelt mitzuarbeiten, sie müsse ihn kaum noch gesondert auffordern. Seine schulischen Leistungen seien zu diesem Zeitpunkt akzeptabel und stabil; es bestünde keine Versetzungsgefährdung. Schulsachen habe er auch in der Regel dabei, ebenso seine Hausaufgaben, aber dies könne noch besser werden; ähnlich verhalte es sich mit der Pünktlichkeit.

Danach wird noch ein Rechentraining mit Fabian durchgeführt. Es lassen sich gewisse Schwankungen beobachten. Aber auch vier Monate später sprechen Interviews und Ratings insgesamt für eine zufriedenstellende Situation in der Schule und zu Hause und für eine deutliche Verringerung der ursprünglichen Symptome. Neben dem Engagement aller Beteiligten und der guten Auffassungsgabe des Schülers begünstigte sicher auch das frühe Einschreiten noch in der ersten Schulklasse diese erfreuliche Entwicklung.

Die Vorbereitung des Trainings

Die Vorlagen auf den folgenden Seiten dienen der Vorbereitung und der Durchführung des Trainings. Im Rahmen von Exploration, Anamnese und Diagnostik unterstützen sie Therapeut/innen bei der Informationsgewinnung und der Dokumentation der Therapie.

Die Vorlage zur telefonischen Anmeldung
Meist findet die erste Kontaktaufnahme über das Telefon statt. Bei der Anmeldung müssen die relevanten Personendaten und der Vorstellungsgrund festgehalten werden. Die Vertiefung der Darstellung der Problemlage erfolgt später im persönlichen Gespräch.

Die Exploration
Die ersten Kontakte dienen der Erfassung der allgemeinen und der besonderen Problematik bzw. Symptomatik durch die Exploration und durch die Anamnese. Gleichzeitig beginnt der Aufbau einer therapeutischen Beziehung. Im Allgemeinen wechseln sich Sitzungen ab, bei denen Eltern oder Kind allein und bei denen sie gemeinsam anwesend sind. Oft kommt es problembezogen zu einseitigen Vorwürfen, die sich zudem von Person zu Person widersprechen. Der/Die Therapeut/in muss sich ein eigenes, realitätsnahes Bild machen und Klärungsarbeit leisten. Die Durchführung bestimmter Testverfahren (insbesondere die eines Intelligenztestes) stellt eine nützliche Ergänzung dar. Unter Umständen kann auf bereits bestehende Ergebnisse zurückgegriffen werden. Überhaupt sollte daran gedacht werden, Zeugnisse, Arbeitsproben aus dem Schulunterricht und relevante ärztliche Berichte in Kopie zu erbitten.

Die Beratungs- und Therapievereinbarung
Liegen die Bedingungen für eine psychologische Beratung bzw. eine psychotherapeutische Behandlung vor und besteht zu ihrer Durchführung ein gegenseitiges Einverständnis, ist die Unterzeichnung einer entsprechenden Vereinbarung durch die Eltern üblich.

Die Entbindung von der Schweigepflicht
Zur Kontaktaufnahme und zum Gespräch mit anderen Institutionen bzw. Personen ist in der Regel eine Entbindung von der Schweigepflicht notwendig und sinnvoll. Insbesondere zum Austausch mit Lehrer/innen und anderen Bezugspersonen sollte ein entsprechendes Einverständnis der Eltern eingeholt werden, um einen wechselseitigen Dialog zu ermöglichen.

Die Symptomliste Aufmerksamkeitsdefizit/Hyperaktivität
Die vorliegende Symptomliste bietet die Möglichkeit, die Eltern nach relevanten Symptomen einer Aufmerksamkeitsstörung (nach dem ICD-10-GM; DIMDI, 2014) zu befragen. Die Ergebnisse können direkt für die Diagnose verwendet werden:
„Ich lese Ihnen jetzt eine Liste mit verschiedenen Symptomen vor. Bitte sagen Sie mir, ob die beschriebenen Verhaltensweisen auf Ihr Kind zutreffen oder nicht. Antworten Sie jeweils mit Ja oder Nein."

Das Symptomthermometer Aufmerksamkeitsdefizit/Hyperaktivität
Für die Eingangsdiagnostik eignen sich die Symptomthermometer für Aufmerksamkeitsstörungen (nach dem ICD-10-GM; DIMDI, 2014) in besonderer Weise. Die verschiedenen Symptome werden von den Eltern qualitativ eingeschätzt. Im Verlauf

bzw. am Ende des Trainings kommt dem subjektiven Empfinden eine besondere Bedeutung zu insbesondere in Hinblick auf die Akzeptanz resp. die Bewertung der Maßnahme.

„Ich zeige Ihnen eine Liste mit Symptomen. Bitte schätzen Sie ein, wie genau eines der beschriebenen Verhaltensweisen Ihr Kind beschreibt. Das Thermometer zeigt Werte zwischen 0 und 100 wie eine Prozentskala:

0 bedeutet, das beschriebene Verhalten trifft überhaupt nicht zu. 100 meint, das beschriebene Verhalten trifft genau zu in der beschriebenen Form.

Lesen Sie sich bitte jede Zeile durch und bewerten Sie sie in der beschriebenen Weise mit einer Zahl zwischen 0 und 100."

Das Problemthermometer Hausaufgaben

Wie die Symptomthermometer wird das Problemthermometer Hausaufgaben zur quantitativen Beurteilung benutzt. Die Eltern müssen jedoch zusätzlich die Verhaltensprobleme beschreiben. Die Beispielliste im unteren Teil der Vorlage soll zum Verständnis beitragen:

„Bitte beschreiben Sie nun typische Verhaltensprobleme Ihres Kindes bei den Hausaufgaben. Eine Beispielliste im unteren Teil der Vorlage kann Ihnen dabei helfen. Schätzen Sie anschließend die Stärke der Ausprägung des Verhaltens ein. Das Thermometer zeigt Werte zwischen 0 und 100 wie eine Prozentskala:

0 bedeutet, das beschriebene Verhalten trifft überhaupt nicht zu. 100 meint, das beschriebene Verhalten trifft genau zu in der beschriebenen Form.

Schreiben Sie das Problem in die Zeile neben denjenigen Prozentwert, der Ihrer Meinung nach zutrifft."

Das Problemthermometer

Mithilfe des Problemthermometers können auch andere Verhaltensauffälligkeiten des Kindes durch die Eltern quantitativ beschrieben werden, die bedeutsam erscheinen (z. B. beim Spielen, beim Einkaufen). Führen Sie die Bearbeitung angelehnt an das Problemthermometer Hausaufgaben durch.

Der Beobachtungsbogen Schulunterricht

Der Beobachtungsbogen Schulunterricht erfasst und dokumentiert Verhaltensweisen wahlweise als Selbst- oder als Fremdbeobachtung, für ein einzelnes Kind oder für eine Gruppe, über 45 oder über 60 Minuten, kontinuierlich oder als Intervall.

Die Vorlage zum Gespräch mit dem Lehrer/der Lehrerin

Das Auftreten von Aufmerksamkeitsstörungen steht in engem Zusammenhang mit dem Schulunterricht. Den Erfahrungen und Beobachtungen der Lehrer/innen kommen deshalb eine besondere Bedeutung zu bei der Diagnostik und der Planung des Trainings.

Die Dokumentation

Zur Dokumentation der Sitzungen werden neben Datum und Uhrzeit die Namen der anwesenden Kinder, das aktuelle Thema und eine kurze Zusammenfassung des Inhalts der Stunde festgehalten. Weiter unten bleibt Platz für besondere Anmerkungen (z. B. die Anzahl der Punkte, besondere Auffälligkeiten einzelner Teilnehmer/innen).

Die Vereinbarung

Eine schriftliche Vereinbarung mit dem Kind zur Zusammenarbeit verlangt diesem frühzeitig eine Form von Selbstverpflichtung ab. Dies kann die Motivation zur Mitarbeit erhöhen, gleichzeitig vermittelt sie ein Gefühl der Mitbestimmung und der Gleichstellung.

VORLAGE ZUR TELEFONISCHEN ANMELDUNG

Datum:	**Uhrzeit:**	**Angenommen von:**
Herr/Frau		
für:	**Sohn/Tochter/...**	
Adresse:		
Telefon:		Anrufbeantworter: O ja O nein
Handy:		Anrufbeantworter: O ja O nein
E-Mail:		

Angaben zum Kind:		
Geschlecht:	O männlich	O weiblich
Geburtsdatum:		Alter heute:
Schule bei Aufnahme:		Schulklasse:
	O Grundschule	____ Klasse
	O Förderschule	____ Klasse
	O Sonstige: ________	____ Klasse
Ist aktuell ein Wechsel geplant?		

Berichtete Probleme:

Sonstiges:			
Rückruf erbeten:	O ja	O nein	ggf. Uhrzeit:
Termin vereinbart:	O ja	O nein	ggf. Tag und Uhrzeit:

Notizen:

EXPLORATION

Datum:		**Notizen:**
Herr/Frau		
für:	**Sohn/Tochter/...**	
Adresse:		
Telefon:		
E-Mail:		
Beurteiler/in:		

Angaben zum Kind:

Geschlecht: O männlich O weiblich

Geburtsdatum: Alter heute:

Geschwister: Alter: Geburtsdatum:

Jahre

Jahre

Jahre

Schule bei Aufnahme: Schulklasse:

O Grundschule Klasse

O Förderschule Klasse

O Sonstige: Klasse

Ist aktuell ein Wechsel geplant?

Klassenwiederholung: Welche:

O ja Klasse

O nein

Ist aktuell eine Rückversetzung geplant oder zu erwarten?

Angaben zu den Eltern:

Name der Mutter: Berufstätigkeit:

Name des Vaters: Berufstätigkeit:

Familienstand: O verheiratet O geschieden

O in Lebensgemeinschaft O verwitwet

O getrennt lebend

Berichtete Probleme:

Problem besteht seit:

Problem besteht seit:

Problem besteht seit:

Vorbehandlung:			
Problem:	Maßnahme:	Dauer:	Erfolg:
Problem:	Maßnahme:	Dauer:	Erfolg:
Problem:	Maßnahme:	Dauer:	Erfolg:

Besondere Ereignisse im zeitlichen Zusammenhang:

Hobbys und besondere Interessen oder Fähigkeiten:

Auffälligkeiten in der Entwicklung:
Schwangerschaft
Säuglings- und Kleinkindalter
Kindergartenalter

Weiteres:
Bestehen Krankheiten oder Allergien?
Erfolgt eine Medikation?

BERATUNGS– UND THERAPIEVEREINBARUNG

Sorgeberechtigte:		
Herr		Notizen:
Frau		
für	Sohn/Tochter/...	
Straße		
Ort		
Telefon		

Einrichtung vertreten durch:		
Herrn/Frau		Stempel:
Institution		
Straße		
Ort		

Allgemeine Behandlungs- und Therapievereinbarung:

1. Ich willige für meinen Sohn/für meine Tochter in die Durchführung einer psychologischen Beratung bzw. einer psychotherapeutischen Behandlung ein.

2. Ich erkläre mich dazu bereit, an begleitenden Elterngesprächen teilzunehmen.

3. Mir ist bekannt, dass die Termine für meinen Sohn/meine Tochter in regelmäßigen Abständen – wöchentlich – stattfinden. Sollte mein Sohn/meine Tochter verhindert sein, werde ich dies rechtzeitig – mindestens einen Werktag zuvor – bekanntgeben.

4. Mir ist bekannt, dass im Verlauf der Beratung bzw. der Therapie Daten und Informationen erhoben, ausgewertet und aufbewahrt werden im Rahmen der gesetzlichen Vorgaben. Alle damit betrauten Personen unterliegen der Schweigepflicht.

5. Für medizinische Untersuchungen, bei körperlichen Beschwerden und Fragen zur Medikation suche ich mit meinem Sohn/meiner Tochter einen Arzt/eine Ärztin auf.

6. Eine Änderung der Adresse bzw. Telefonnummer gebe ich rechtzeitig bekannt.

Ort, Datum | **Unterschrift Sorgeberechtigte/r**

Ort, Datum | **Unterschrift Sorgeberechtigte/r**

ENTBINDUNG VON DER SCHWEIGEPFLICHT

Herr/Frau		**Notizen:**
für	**Sohn/Tochter/...**	
Straße		
Ort		

Im Rahmen der therapeutischen Arbeit entbinde ich

Herrn/Frau		**Stempel:**
Institution		
Straße		
Ort		

von der Schweigepflicht gegenüber folgenden Personen bzw. Einrichtungen (z. B. Lehrer/Lehrerin, Arzt/Ärztin):

Herr/Frau		**Notizen:**
Institution		
Straße		
Ort		
Telefon		

Herr/Frau		**Notizen:**
Institution		
Straße		
Ort		
Telefon		

Herr/Frau		**Notizen:**
Institution		
Straße		
Ort		
Telefon		

Herr/Frau		**Notizen:**
Institution		
Straße		
Ort		
Telefon		

Herr/Frau		**Notizen:**
Institution		
Straße		
Ort		
Telefon		

Herr/Frau		**Notizen:**
Institution		
Straße		
Ort		
Telefon		

Ort, Datum **Unterschrift Sorgeberechtigte/r**

SYMPTOMLISTE AUFMERKSAMKEITSDEFIZIT/HYPERAKTIVITÄT
(nach dem ICD-10-GM; DIMDI, 2014)

trifft zu		
ja	nein	
O	O	früher Beginn, meist in den ersten fünf Lebensjahren
O	O	Mangel an Ausdauer bei Beschäftigungen, die kognitiven Einsatz verlangen
O	O	Tendenz, von einer Tätigkeit zur anderen zu wechseln, ohne etwas zu Ende zu bringen
O	O	desorganisierte, mangelhaft regulierte und überschießende Aktivität
O	O	ist oft achtlos und impulsiv
O	O	neigt zu Unfällen und wird oft bestraft, weil er/sie eher aus Unachtsamkeit als vorsätzlich Regeln verletzt
O	O	Beziehung zu Erwachsenen ist oft von einer Distanzstörung und einem Mangel an normaler Zurückhaltung geprägt
O	O	bei anderen Kindern eher unbeliebt und isoliert
O	O	Beeinträchtigung kognitiver Funktionen, spezifische Verzögerungen der motorischen und sprachlichen Entwicklung
O	O	dissoziales Verhalten
O	O	niedriges Selbstwertgefühl

SYMPTOMTHERMOMETER AUFMERKSAMKEITSDEFIZIT/HYPERAKTIVITÄT (nach dem ICD-10-GM; DIMDI, 2014)

- Schätzen Sie die Stärke der Ausprägung der unten beschriebenen Symptome ein
- Benutzen Sie dazu das Symptomthermometer:
  Prozentskala: 0 = trifft nicht auf Ihr Kind zu; 100 = trifft genau auf Ihr Kind zu
- Tragen Sie anschließend den geschätzten Wert in das Kästchen vor dem Symptom ein

Wert:	Symptome:	Trifft genau zu
	- früher Beginn, meist in den ersten fünf Lebensjahren	100
	- Mangel an Ausdauer bei Beschäftigungen, die kognitiven Einsatz verlangen	90
	- Tendenz, von einer Tätigkeit zur anderen zu wechseln, ohne etwas zu Ende zu bringen	80
	- desorganisierte, mangelhaft regulierte und überschießende Aktivität	70
	- ist oft achtlos und impulsiv	60
	- neigt zu Unfällen und wird oft bestraft, weil er/sie eher aus Unachtsamkeit als vorsätzlich Regeln verletzt	50
	- Beziehung zu Erwachsenen ist oft von einer Distanzstörung und einem Mangel an normaler Zurückhaltung geprägt	40
	- bei anderen Kindern eher unbeliebt und isoliert	30
	- Beeinträchtigung kognitiver Funktionen, spezifische Verzögerungen der motorischen und sprachlichen Entwicklung	20
	- dissoziales Verhalten	10
	- niedriges Selbstwertgefühl	0
		Trifft nicht zu

PROBLEMTHERMOMETER HAUSAUFGABEN

- Beschreiben Sie die Probleme Ihres Kindes bei den Hausaufgaben (siehe Beispiele)
- Schätzen Sie die Stärke der Ausprägung des jeweiligen Problems ein
- Benutzen Sie dazu das Symptomthermometer:
  Prozentskala: 0 = trifft nicht auf Ihr Kind zu; 100 = trifft genau auf Ihr Kind zu
- Tragen Sie anschließend das beschriebene Problem in die zutreffende Zeile ein

Wert:	Problem:
100	
90	
80	
70	
60	
50	
40	
30	
20	
10	
0	

Trifft genau zu

100
90
80
70
60
50
40
30
20
10
0

Trifft nicht zu

Beispiele:

- beklagt sich häufig, schimpft oder schreit
- hat das Hausaufgabenheft nicht dabei
- beschäftigt sich mit anderen Dingen
- verschweigt Hausaufgaben
- unterbricht häufig das Arbeiten
- hat Materialien nicht dabei
- zerstört Materialien
- steht auf, ist ablenkbar
- wartet, dass jemand vorsagt
- fängt nicht an zu arbeiten
- spitzt Stifte an oder radiert
- macht Flüchtigkeitsfehler
- arbeitet nicht zu Ende
- verlässt den Raum
- wackelt auf dem Stuhl
- spricht übermäßig lang

PROBLEMTHERMOMETER

- Beschreiben Sie die Probleme Ihres Kindes
- Schätzen Sie die Stärke der Ausprägung des jeweiligen Problems ein
- Benutzen Sie dazu das Symptomthermometer:
  Prozentskala: 0 = trifft nicht auf Ihr Kind zu; 100 = trifft genau auf Ihr Kind zu
- Tragen Sie anschließend das beschriebene Problem in die zutreffende Zeile ein

Wert:	Problem:		
			Trifft genau zu
100		100	
90		90	
80		80	
70		70	
60		60	
50		50	
40		40	
30		30	
20		20	
10		10	
0		0	
			Trifft nicht zu

BEOBACHTUNGSBOGEN SCHULUNTERRICHT

Schüler / Klasse: ______________ Verhalten: ______________

Lehrkraft / Fach: ______________ o Selbst-Beobachtung o Fremd-Beobachtung

Beobachter/in: ______________ o Intervall o Häufigkeit

Datum: Zeit: Schüler: Lehrkraft: Summe:

1	2	3	4	5	6	7	8	9	10	11	12	13	14	15	16	17	18	19	20	

Datum: Zeit: Schüler: Lehrkraft:

1	2	3	4	5	6	7	8	9	10	11	12	13	14	15	16	17	18	19	20	

Datum: Zeit: Schüler: Lehrkraft:

1	2	3	4	5	6	7	8	9	10	11	12	13	14	15	16	17	18	19	20	

Datum: Zeit: Schüler: Lehrkraft:

1	2	3	4	5	6	7	8	9	10	11	12	13	14	15	16	17	18	19	20	

Datum: Zeit: Schüler: Lehrkraft:

1	2	3	4	5	6	7	8	9	10	11	12	13	14	15	16	17	18	19	20	

Datum: Zeit: Schüler: Lehrkraft:

1	2	3	4	5	6	7	8	9	10	11	12	13	14	15	16	17	18	19	20	

Datum: Zeit: Schüler: Lehrkraft: Summe:

1	2	3	4	5	6	7	8	9	10	11	12	13	14	15	16	17	18	19	20	

Datum: Zeit: Schüler: Lehrkraft:

1	2	3	4	5	6	7	8	9	10	11	12	13	14	15	16	17	18	19	20	

Datum: Zeit: Schüler: Lehrkraft:

1	2	3	4	5	6	7	8	9	10	11	12	13	14	15	16	17	18	19	20	

Datum: Zeit: Schüler: Lehrkraft:

1	2	3	4	5	6	7	8	9	10	11	12	13	14	15	16	17	18	19	20	

Datum: Zeit: Schüler: Lehrkraft:

1	2	3	4	5	6	7	8	9	10	11	12	13	14	15	16	17	18	19	20	

Datum: Zeit: Schüler: Lehrkraft:

1	2	3	4	5	6	7	8	9	10	11	12	13	14	15	16	17	18	19	20	

Datum: Zeit: Schüler: Lehrkraft: Summe:

1	2	3	4	5	6	7	8	9	10	11	12	13	14	15	16	17	18	19	20	

Datum: Zeit: Schüler: Lehrkraft:

1	2	3	4	5	6	7	8	9	10	11	12	13	14	15	16	17	18	19	20	

Datum: Zeit: Schüler: Lehrkraft:

1	2	3	4	5	6	7	8	9	10	11	12	13	14	15	16	17	18	19	20	

Datum: Zeit: Schüler: Lehrkraft:

1	2	3	4	5	6	7	8	9	10	11	12	13	14	15	16	17	18	19	20	

Datum: Zeit: Schüler: Lehrkraft:

1	2	3	4	5	6	7	8	9	10	11	12	13	14	15	16	17	18	19	20	

Datum: Zeit: Schüler: Lehrkraft:

1	2	3	4	5	6	7	8	9	10	11	12	13	14	15	16	17	18	19	20	

Intervall:

o	2	4	6	8	10	12	14	16	18	20	22	24	26	28	30	32	34	36	38	40	Minuten
o	3	6	9	12	15	18	21	24	27	30	33	36	39	42	45	48	51	54	57	60	Minuten

VORLAGE ZUM GESPRÄCH MIT DEM/DER LEHRER/IN

Datum:	**Uhrzeit:**	**Therapeut/in:**	
Kind:		Klasse:	
Lehrer/in:		Klassenlehrer/in:	O ja O nein
Fächer:			
Schule:			
Schulform:	O Grundschule O Förderschule	O Sonstige:	
Adresse:			
Telefon:		Anrufbeantworter:	O ja O nein

Angaben zum Kind:

Wie sind die aktuellen Schulleistungen?

Ist die Versetzung aktuell gefährdet? O ja O nein

Wie erledigt es die Hausaufgaben?

Was sind die besonderen Stärken?

Was sind die besonderen Schwächen?

Wie verhält es sich im Unterricht?

Wie verhält es sich in den Pausen?

Wie verhält es sich anderen Kindern gegenüber?

Wie verhält es sich Lehrer/innen gegenüber?

Was wünschen Sie sich von den Eltern?

Was wünschen Sie sich von der Therapie?

DOKUMENTATION "Aufmerksamkeits-Training T-I-A"

Therapeut/in:		
Zeitraum:	. . bis . .	
Kinder:		

. Sitzung	**Datum: . .**	**von**	**bis**	**Uhr**	
Thema:					
Anwesende:					
Inhalt:					
Anmerkungen:					

. Sitzung	**Datum: . .**	**von**	**bis**	**Uhr**	
Thema:					
Anwesende:					
Inhalt:					
Anmerkungen:					

. Sitzung	**Datum: . .**	**von**	**bis**	**Uhr**	
Thema:					
Anwesende:					
Inhalt:					
Anmerkungen:					

. Sitzung	**Datum: . .**	**von**	**bis**	**Uhr**	
Thema:					
Anwesende:					
Inhalt:					
Anmerkungen:					

Vereinbarung

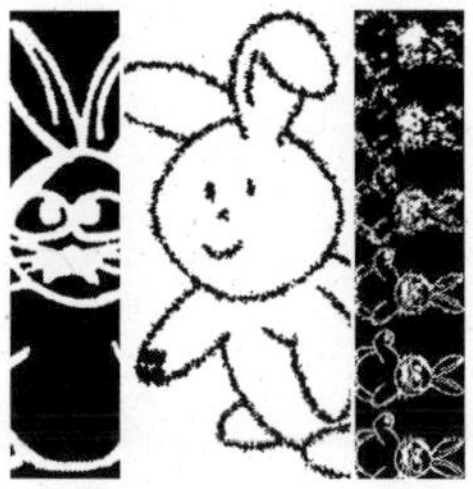

Herr/Frau ________________ wird mir, ________________ , und anderen Kindern dabei helfen, sich leichter zu konzentrieren und ruhiger zu sein. Das hat viele Vorteile: Zum Beispiel mache ich dann weniger Flüchtigkeitsfehler, kann anderen besser zuhören, werde Hausaufgaben und andere Arbeiten schneller erledigen, werde mich weniger ablenken lassen und seltener etwas vergessen.

Dazu kommen wir einmal in der Woche zusammen, jeden ________________ um _______ Uhr. Wir wollen uns bei unseren Treffen nicht nur Zeit zum Arbeiten, sondern auch Zeit zum Spielen nehmen. Auch ich will regelmäßig teilnehmen!

Damit wir untereinander besser klarkommen, gelten für alle die gleichen Regeln: Bis zum Ende mitarbeiten! – Nicht aufstehen! – Nichts kaputt machen! – Nicht schimpfen, beleidigen oder schlagen! Aber daran muss jeder sich halten, das ist nur fair!

____________________	____________________
Ort, Datum	Unterschrift Kind
	____________________
	Unterschrift Therapeut/in

Der Aufbau der Trainingssitzungen

Die Sitzungen vom Grundlagen- und vom Aufbautraining können wie Bausteine flexibel an die Problemsituation der Jungen und Mädchen angepasst werden. Sie enthalten Arbeitsmaterialien mit realitätsnahen Inhalten aus Alltag und Schule, die für verschiedene Altersgruppen in unterschiedlichen Schwierigkeitsgraden vorliegen. Eine einzelne Einheit kann je nach Situation und Einschätzung des/der Therapeuten/in über mehrere Stunden bearbeitet oder umgekehrt gekürzt und auch weggelassen werden. Die verschiedenen Trainingssitzungen gleichen sich in ihrem Aufbau, es lassen sich jeweils fünf Phasen unterscheiden:

Entspannungsphase
Jede Stunde beginnt mit einer Entspannungsübung. Auf diese Weise sollen die Kinder lernen, zur Ruhe zu kommen, sich zu sammeln und die Gedanken des Tages zur Seite zu schieben. In den ersten vier bis fünf Treffen kommt eine längere Instruktion zur Muskelentspannung zum Einsatz, später eine Kurzform. Beide Texte sind weiter unten aufgeführt und können entsprechend abgelesen werden.

Informationsphase
Im zweiten Teil der Stunde werden das jeweilige Thema, die allgemeinen Regeln und die zu verwendenden Signalkarten vorgestellt. Während die Inhalte wechseln, bleiben die Regeln die gleichen. Die mit den Signalkarten verbundenen Kommandos werden schrittweise eingeführt, damit die Kinder sie besser verinnerlichen können.

Arbeitsphase
Im Hauptteil einer Sitzung müssen die Kinder die vorgegebenen Materialien bearbeiten. Je nach Leistungsstand und Konzentration können die Ergebnisse untereinander deutlich abweichen.

Rückmeldephase
Anschließend werden die Punkte verteilt, die sich die Kinder erarbeitet haben. Die Bewertung orientiert sich in erster Linie an dem Einhalten der Regeln und nicht direkt an der erbrachten Arbeitsleistung. Die Punkte werden in einem Rückmeldebogen notiert.

Spielphase
Jede Stunde endet mit einem Spiel. Dieses stellt eine Belohnung für die Teilnahme dar und soll dadurch zur Mitarbeit motivieren. Auch nach einer konfliktreichen Stunde darf nicht auf diesen Abschluss verzichtet werden.

Die Symbole

Nachfolgend werden einzelne, sich wiederholende Trainingsbestandteile näher dargestellt. Zur besseren Orientierung und Übersichtlichkeit sind ihnen passende Symbole bzw. Karten zugeordnet. Teilweise gleichen sie Verkehrszeichen oder sind ihnen ähnlich, damit sie von den Kindern wiedererkannt und leichter verstanden werden können.

STUNDENAUFBAU

ENTSPANNUNGSPHASE	5 Minuten
INFORMATIONSPHASE	5 Minuten
ARBEITSPHASE	20 Minuten
RÜCKMELDEPHASE	5 Minuten
SPIELPHASE	10 Minuten

ENTSPANNUNGSPHASE

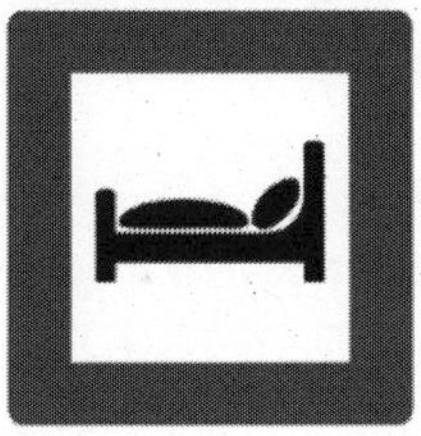

INFORMATIONSPHASE + REGELN + SIGNALKARTEN

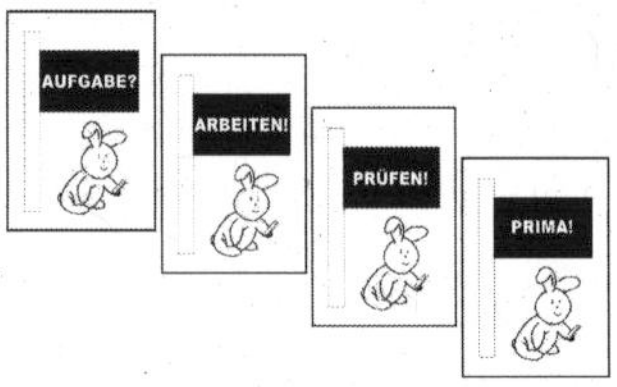

ARBEITSPHASE

RÜCKMELDUNGSPHASE

SPIELPHASE

Der Stundenaufbau

ENTSPANNUNGSPHASE	5 Minuten
INFORMATIONSPHASE	5 Minuten
ARBEITSPHASE	20 Minuten
RÜCKMELDEPHASE	5 Minuten
SPIELPHASE	10 Minuten

Der Aufbau der Stunden bleibt über das gesamte Training hinweg gleich und gliedert sich im Wesentlichen in fünf Bereiche. Die Angabe der Minuten dient lediglich als Richtwert und kann selbstverständlich variieren:

Entspannungsphase	5 Minuten
Informationsphase	5 Minuten
Arbeitsphase	20 Minuten
Rückmeldungsphase	5 Minuten
Spielphase	10 Minuten

Die Entspannungsphase

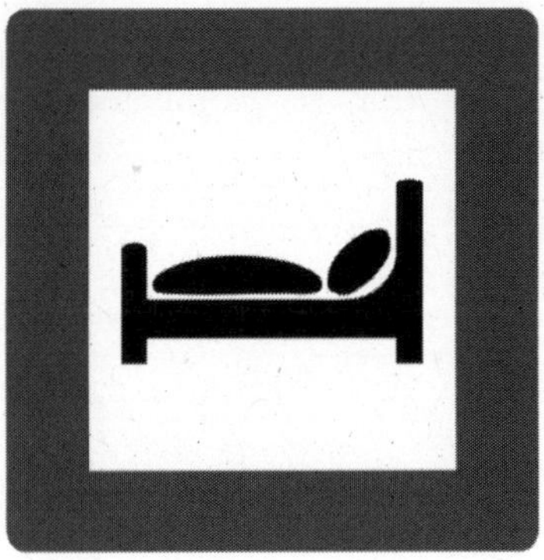

Die Instruktion für die Übung zur Muskelentspannung, die Sie vorlesen, lautet in der Langform wie folgt:

Atme ruhig ein und aus …
Beim nächsten Atemzug ziehst du beide Füße nach oben und spannst Waden und Oberschenkel fest an … Jetzt fest anspannen (10 Sekunden). *Jetzt lockere die Muskeln* (10 Sekunden). *Atme ganz normal weiter, langsam und regelmäßig.*
Beim nächsten Atemzug ballst du beide Hände zur Faust und spannst Arme und Unterarme an … Jetzt fest anspannen (10 Sekunden). *Jetzt lockere die Muskeln* (10 Sekunden).
Beim nächsten Atemzug spannst du die Bauchmuskulatur und die Brust an … Jetzt fest anspannen (10 Sekunden). *Jetzt lockere die Muskeln* (10 Sekunden).
Beim nächsten Atemzug ziehst du die Schultern nach oben und spannst den Kiefer an und die Stirn … Jetzt fest anspannen (10 Sekunden). *Jetzt lockere die Muskeln* (10 Sekunden).
…
Beim nächsten Atemzug öffnest du die Augen, atmest kräftig durch und ziehst die Arme mehrfach an.
Du bist jetzt hellwach – hellwach!

Nach mehreren Anwendungen (vielleicht nach vier bis fünf Anwendungen) reicht es, nur die Körperbereiche anzusprechen und ganz ohne Anspannen der Muskeln (also allein durch die Vorstellung) eine Entspannung herbeizuführen gemäß der Kurzinstruktion:

Entspanne Füße und Beine …

Entspanne Hände und Arme …

Entspanne Bauch und Brust …

Entspanne Schultern und Kiefer und Stirn …

...

Öffne die Augen und atme kräftig durch.

Du bist jetzt hellwach – hellwach!

Die Informationsphase

Die Informationsphase dient der allgemeinen Orientierung. Das Thema der jeweiligen Stunde wird vorgestellt und an die Regeln erinnert. Dabei muss den Kindern ins Gedächtnis gerufen werden, dass die Bewertung am Ende der Sitzung vor allem vom Einhalten dieser Vorschriften abhängt und Verstöße durch Abzüge bestraft werden. Ebenso wird auf die Einführung bzw. Verwendung der sogenannten Signalkarten hingewiesen.

INFORMATIONSPHASE + REGELN + SIGNALKARTEN

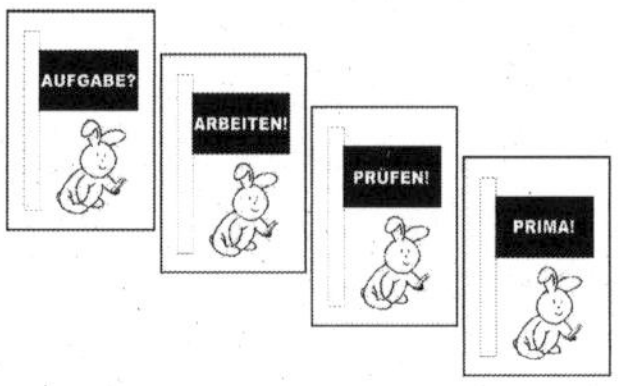

Die Regeln

Während der gesamten Dauer der Übungssitzung sind von allen Kindern vier feste Regeln einzuhalten. Es macht Sinn, diese für alle sichtbar im Raum aufzuhängen. In der Rückmelderunde folgt später ein entsprechendes Feedback. Die Regeln lauten:

1. Bis zum Ende mitarbeiten!

2. Nicht aufstehen!

3. Nichts kaputt machen!

4. Nicht schimpfen, beleidigen oder schlagen!

DIE SIGNALKARTEN

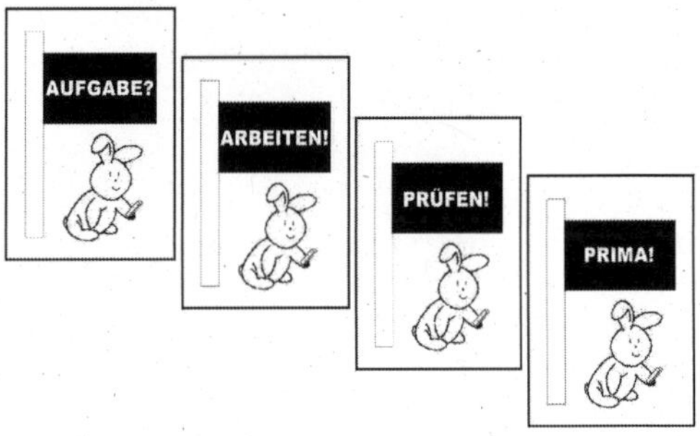

Die Signalkarten werden in der Arbeitsphase für die Instruktion der Kinder eingesetzt. Sie sollen ihnen dabei helfen, Aufgaben besser zu durchdenken, effektiver zu arbeiten, Fehler zu korrigieren und sich selbst für eine Anstrengung zu belohnen.

Bei ihrer Einführung wird ihr Gebrauch ausführlich erklärt und eingeübt. Zunächst werden die Karten an entsprechender Stelle aufgedeckt und laut vorgelesen, anschließend wieder umgedreht und somit verdeckt. Die Anweisungen werden mit der Zeit zu einer festen Gewohnheit, sodass sich die Teilnehmer/innen schließlich selbst instruieren können, ohne auf äußere Signale angewiesen zu sein.

1. SCHRITT

- **AUFGABE?**
- **Was soll ich tun?**
- **Was ist mein Plan?**

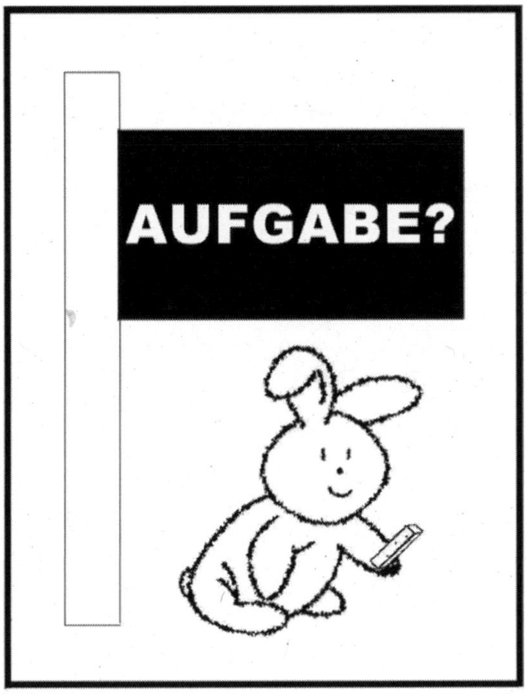

2. SCHRITT

° ARBEITEN!
° Schritt für Schritt!

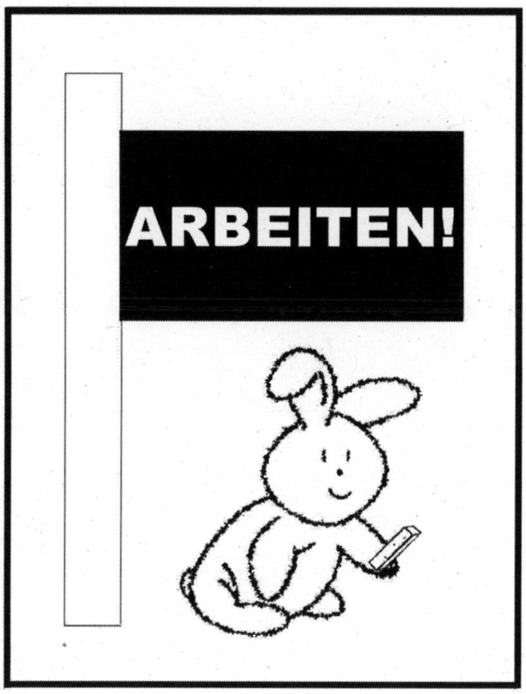

3. SCHRITT

° PRÜFEN!
° Überprüfen!

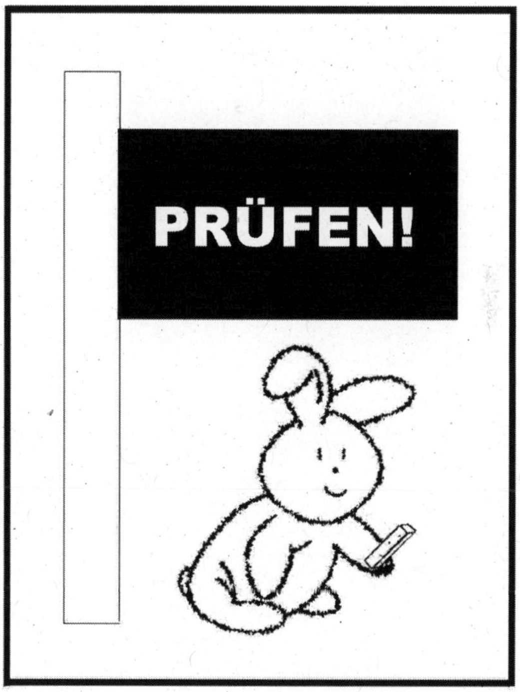

4. SCHRITT

- PRIMA!
- Gut gemacht!

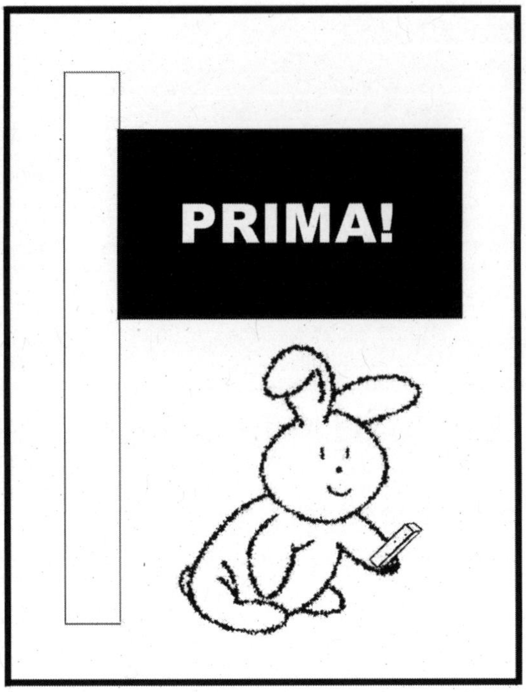

Die Arbeitsphase

Während der Arbeitsphase müssen die entsprechenden Materialien von den Kindern bearbeitet werden. Für eine erfolgreiche Übungsstunde müssen die äußeren Bedingungen stimmen. Sie sind die notwendige Voraussetzung für gute Leistungen:

- Der Raum sollte sich in einem allgemein aufgeräumten Zustand befinden.

- Achten Sie auf eine angemessene Stuhl- und Tischgröße (die Füße eines Kindes sollten den Boden berühren, benutzen Sie andernfalls eine Fußbank; die Sitzhöhe des Stuhls sollte zu der Arbeitshöhe des Tisches passen).

- Achten Sie auf eine gute Beleuchtung.

- Stellen Sie die richtige Zimmertemperatur her durch Heizen bzw. Lüften (im Wohnraum sollten 21 Grad Celsius herrschen).

- Schaffen Sie ausreichend freien Platz (das Kind benötigt mindestens 40 x 50 cm Arbeitsfläche).

- Sorgen Sie für Stille und schließen Sie Störungen aus (Telefon und Türklingel).

- Schreibmaterialien müssen bereitliegen (in der Regel werden Papier, Bleistift oder Füller, Radiergummi, Lineal und Anspitzer benötigt, eventuell auch Kleber und Schere).

- Arbeitsmaterialien müssen vorhanden sein (hier: die Übungsmaterialien).

Die Rückmeldungsphase

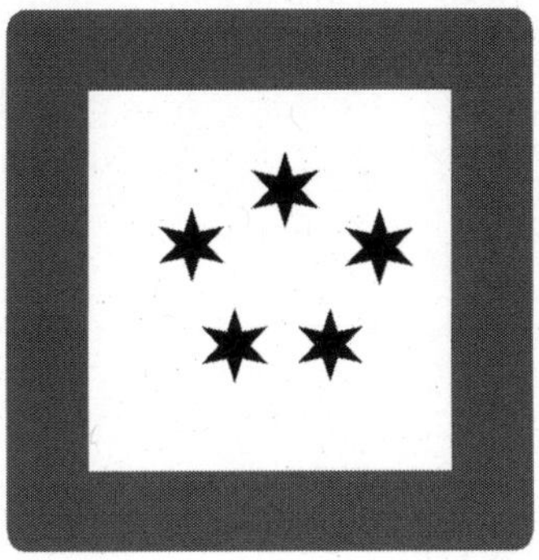

Operante Methoden wie Token- oder Verstärker-Entzugs-Systeme können Verhalten wirksam beeinflussen (z. B. Döpfner, Schürmann & Frölich, 2013). Ein Punkteplan stellt eine effektive Intervention dar, um sozial unerwünschtes Verhalten (z. B. Wutausbrüche) zu reduzieren oder erwünschtes Verhalten (z. B. Mitarbeit) zu bekräftigen. Dabei muss das Verhalten deskriptiv, also beschreibend, erfasst und dokumentiert werden. Eine besondere Bedeutung kommt den unmittelbaren Konsequenzen zu.

Belohnungen unterstützen die Kooperationsbereitschaft des Kindes. Setzen Sie sie deshalb für die Stundenrückmeldung ein, um die Motivation zu steigern und ein besseres Arbeitsergebnis zu erzielen. Benutzen Sie den Rückmeldebogen und gehen Sie vor wie folgt:

Prinzip: Für das Einhalten der Verhaltensregeln wird jedes Kind von ihnen nach jeder Übungssitzung bewertet. Diese Sterne werden gesammelt und zu gegebener Zeit gegen eine bestimmte Belohnung eingetauscht.
Vorbereitung und Durchführung: Erklären Sie Ihre Absicht. Rufen Sie die Verhaltens-Regeln für die Übungszeiten in Erinnerung („Bis zum Ende mitarbeiten!", „Nicht aufstehen!", „Nichts kaputt machen!", „Nicht schimpfen oder beleidigen!").
Suchen Sie gemeinsam Belohnungen aus, gegen die diese Sterne eingetauscht werden können. (z. B. 5 Sterne: 1 Bleistift oder 30 Cent; 10 Sterne: 1 Radiergummi oder 60 Cent; 15 Sterne: 1 Comic oder neue Buntstifte oder 90 Cent). Tragen Sie die Belohnungen zu der dafür notwendigen Anzahl von Sternen unten in die entsprechenden Linien ein.
Bewertungen: Am Ende jeder Sitzung geben Sie die Bewertungen ab. Verteilen Sie fünf Sterne, wenn ein Kind alle Regeln über die gesamte Arbeitszeit eingehalten hat. Für jeden Regelverstoß wird ein Stern abgezogen, es gibt aber darüber hinaus keine Minuspunkte. Tragen Sie die verbliebenen Sterne (*) mit einem Stift auf dem Rückmeldebogen ein.
Eintausch: Nach jeder Sitzung können die gesammelten Sterne eingetauscht werden, sofern mindestens fünf Sterne vorliegen. Sterne dürfen auch gesammelt werden. Nach jedem Tausch sind die getauschten Sterne im Wochenplan durchzustreichen.

RÜCKMELDEBOGEN

	Name	Name	Name	Name
1.				
2.				
3.				
4.				
5.				
6.				
7.				
8.				
9.				
10.				
11.				
12.				
13.				
14.				
15.				

Belohnungen:

5 Sterne: ______

______ Sterne: ______

______ Sterne: ______

______ Sterne: ______

Die Spielphase

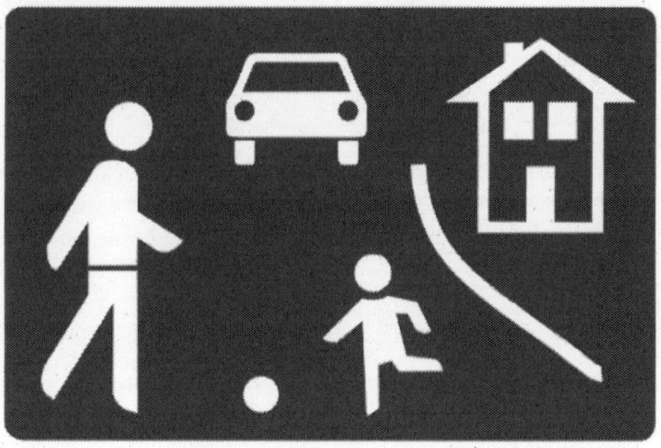

Den Abschluss der Sitzungen bilden einfache Spiele mit den Kindern. Sie sollen entspannen und einen kleinen Ausgleich schaffen zur vorangegangenen Arbeit. Wählen Sie gut verständliche, kurze Spiele:

- Aufzählspiele:
  (z. B. von Automarken, Tieren, Gemüse)

- Ähnlichkeiten finden
  (z. B. „Was fliegt in der Luft?“, „Was schwimmt auf dem Wasser?“)

- Pantomimen-Spiele
  (z. B. Berufe, Tiere)

- Rücken-Schreiben
  (z. B. Formen, Namen, Tiere)

- ABC-Ketten
  (z. B. Namen, Tiere, Berufe, Obst)

- Reihen-Aufgaben
  (z. B. 1x1 fortsetzen, feste Beträge zu einer Zahl addieren oder subtrahieren)

- Ich-packe-meinen-Koffer
  (Urlaub)

- Würfelspiele
  (z. B. Verflixte 1, Pasch Werfen, Best of 3)

- Kartenspiele
  (z. B. Mau Mau)

Das Grundlagentraining

Das Grundlagentraining im Überblick:

Sitzung 1 Grundlagentraining:
Einleitung und Quiz

Sitzung 2 Grundlagentraining:
Zahlenverbinden und Mengen

Sitzung 3 Grundlagentraining:
Muster fortsetzen und Labyrinthaufgaben

Sitzung 4 Grundlagentraining:
Punktefeld und Muster abmalen

Sitzung 5 Grundlagentraining:
Wörterketten und Unpassendes streichen

Sitzung 6 Grundlagentraining:
Symbole und Vergleiche

Sitzung 1 Grundlagentraining
Einleitung und Quiz

STUNDENAUFBAU	ENTSPANNUNGSPHASE

ENTSPANNUNGSPHASE	5 Minuten
INFORMATIONSPHASE	5 Minuten
ARBEITSPHASE	20 Minuten
RÜCKMELDEPHASE	5 Minuten
SPIELPHASE	10 Minuten

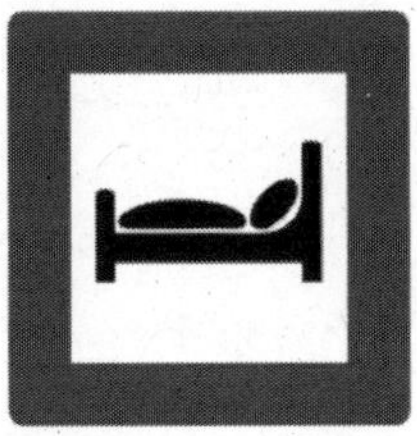

Stundenaufbau
Hängen Sie den Stundenverlauf für alle gut sichtbar an der Wand auf, ohne ihn weiter zu kommentieren.

Entspannungsphase
Beginnen Sie die heutige Sitzung mit einer Entspannungsinstruktion. Weisen Sie die Kinder an, sich bequem auf ihrem Stuhl zurückzulehnen und Ihnen zuzuhören:
„Hallo! Ich freue mich, dass ihr alle gekommen seid und Platz genommen habt. Als Erstes möchte ich, dass Ihr es euch auf eurem Stuhl bequem macht und die Augen schließt. Jetzt hört mir einfach zu."
Lesen Sie nun die Instruktion zur Muskelentspannung in der Langform vor, deutlich, aber ohne besondere Betonungen.

INFORMATIONSPHASE	+	REGELN	+	SIGNALKARTEN

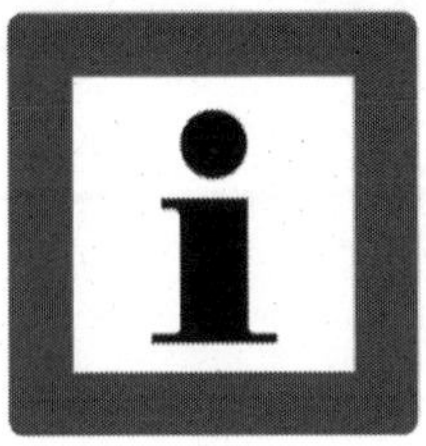

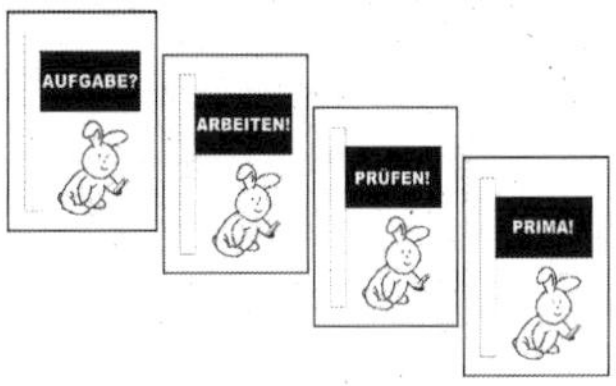

Informationsphase
Thema: Einleitung und Quiz
Stellen Sie sich zu Beginn kurz vor. Dann bitten Sie die Kinder, ihren Namen zu nennen, ihr Alter und die Klasse, die sie besuchen.
„Ich hoffe, die Übung am Anfang der Stunde hat euch gefallen. In den kommenden Wochen wollen wir gemeinsam üben, Aufgaben und Arbeiten in der Schule und anderswo leichter und schneller zu erledigen. Es soll euch nicht mehr so schwerfallen, still zu sitzen und euch zu konzentrieren.
Wir werden daran arbeiten, besser zuzuhören und besser hinzuschauen und Fehler selbstständig und einfach zu verbessern. Am Ende sollt ihr mit eurer eigenen Leistung viel zufriedener sein können, als ihr es jetzt vielleicht seid – ebenso eure Eltern und Lehrer."

Regeln
Beschreiben Sie als Nächstes die Regeln, die Sie neben dem Stundenaufbau an der Wand befestigen, und das Bewertungsprinzip:
„Sicher gibt es in eurer Schule eine Schulordnung. Was steht denn da drin? ... Ich zeige euch jetzt unsere Gruppenregeln und lese sie euch vor:

Bis zum Ende mitarbeiten! – Nicht aufstehen! – Nichts kaputt machen! – Nicht schimpfen oder beleidigen!
Für das Einhalten unserer Regeln wird jedes Kind am Ende jeder Stunde durch mich bewertet. Ihr sammelt Sterne, die zu gegebener Zeit gegen eine bestimmte Belohnung eingetauscht werden können.
Wir suchen erst einmal gemeinsam Belohnungen aus, gegen die diese Sterne eingetauscht werden können. Vielleicht kennt ihr etwas Ähnliches aus der Schule. Habt ihr eine Idee? ... Also dann mache ich mal folgenden Vorschlag: (... Sie fassen zusammen und wählen realistische Möglichkeiten, zum Beispiel für fünf Sterne einen Bleistift, für zehn Sterne einen Radiergummi, für zwanzig Sterne einen Comic oder neue Buntstifte usw.) Ich trage die Belohnungen mit der dafür notwendigen Anzahl von Sternen unten in die entsprechenden Linien ein.
Am Ende jeder Sitzung gebe ich die Bewertungen ab: Es gibt fünf Sterne für denjenigen, der alle Regeln über die gesamte Arbeitszeit eingehalten hat. Für jeden Regelverstoß wird aber ein Stern abgezogen."

Signalkarten
Die Signalkarten kommen heute noch nicht zum Einsatz.

ARBEITSPHASE

Übungsblätter
Übungsblatt Brief an den Rübezahl
Übungsblatt Quiz 1 (1./2. Klasse)
Übungsblatt Quiz 2 (2./3. Klasse)
Übungsblatt Quiz 3 (3./4. Klasse)

Arbeitsphase
Lesen Sie den Brief an den Rübezahl vor:
„Ich habe hier einen Brief von einem Kevin, der Probleme in der Schule hat. Vielleicht kommt euch einiges bekannt vor, was ihr gleich hört. Bitte merkt euch, so viel ihr könnt, wir sprechen gleich darüber ..."
Im Anschluss daran tauschen Sie sich mit den Kindern aus. Dabei könnten Sie folgende Fragen stellen:
„Was hat Kevin an diesem Tag erlebt?" – „Geht es Euch manchmal ähnlich?" – „Warum hat Kevin solche Schwierigkeiten?" – „Was könnte er besser machen?"
Schreiben Sie die Ratschläge der Kinder auf mit dem Hinweis, beim nächsten Mal darauf zurückzukommen. Sie werden sie für die Einführung der Signalkarten verwenden.

Anschließend beginnt der zweite Teil der Arbeitsphase:
„Jetzt wollen wir zusammen ein Quiz spielen. Ich habe hier einige Fragen vorbereitet."
Nacheinander stellen Sie den Kindern die altersgemäß ausgewählten Fragen. Weiß jemand die Antwort nicht, wird die Frage in die Runde weitergegeben. Wer die meisten Antworten kennt, gewinnt.

RÜCKMELDUNGSPHASE SPIELPHASE

Rückmeldungsphase
Tragen Sie die verbliebenen Sterne (*) mit einem Stift auf dem Rückmeldebogen ein. Es gibt jedoch keine Minuspunkte, auch wenn entsprechende Regelverstöße vorliegen. Geben Sie abschließend Ihre Bewertung bekannt mit dem Hinweis:
„Nach jeder Sitzung können die gesammelten Sterne eingetauscht werden, sofern mindestens fünf Sterne vorliegen. Sterne dürfen auch gesammelt werden. Nach jedem Tausch streiche ich die getauschten Sterne im Wochenplan durch."

Spielphase
Wählen Sie zum Abschluss der Stunde ein kurzes Spiel (z. B. ein Pantomimen-Spiel) und verabschieden Sie die Kinder.

Übungsblatt Brief an den Rübezahl

Lieber Bruno „Rübezahl"!

Mein Name ist Kevin und ich habe einen wirklich schlechten Tag hinter mir. Es fing schon an mit dem Aufstehen. Ich habe meinen Wecker nicht gehört, und obwohl meine Mutter in mein Zimmer rein kam, habe ich mich wieder umgedreht und bin eingeschlafen. Sie war natürlich sauer, als sie mich später noch mal geweckt hat. Da blieb nicht viel Zeit für Frühstück und Zähneputzen!

Schnell noch den Schulranzen und die Sporttasche genommen und ab zur Haltestelle. Beinahe hätte ich den Bus verpasst, aber zum Glück hatte der auch Verspätung. Warum ich trotzdem nicht pünktlich in der Schule war, kann ich nicht genau sagen. Wahrscheinlich lag das daran, dass ich mit Justin noch ein paar Sammelkarten getauscht und noch was gequatscht habe. Meine Lehrerin nennt das Trödeln. Sie hat einen Riesenärger gemacht, weil ich in dieser Woche schon das dritte Mal nacheinander zu spät gekommen bin.

Der Rechenunterricht war langweilig. Ständig schaute ich nach draußen und auf die Uhr. Als ich an die Tafel gehen sollte, um vorzurechnen, habe ich diese Plus- und Minuszeichen durcheinandergebracht. Und die Aufgaben aus dem Buch habe ich auch nur Hopplahopp bearbeitet. Deshalb muss ich sie auch zu Hause noch mal machen. Zum Glück wurde ich heute nicht nach den Hausaufgaben gefragt, denn die hatte ich gar nicht erst gemacht.

In der großen Pause habe ich mit ein paar anderen Fangen gespielt. Als ich die Jolien fast eingeholt hatte, bin ich weggerutscht und hingefallen. Die Hose an den Knien ist jetzt hin, und geblutet habe ich auch noch. Als ich mir ein Pflaster von der Sekretärin geholt habe, meinte sie: „Typisch, dass dir das heute wieder passiert!" Ganz Unrecht hatte sie nicht, so was kommt bei mir häufiger vor.

Beim Sportunterricht konnte ich jedenfalls nicht mitmachen und musste auf der Bank sitzen. „Zapple nicht ständig rum und stör die anderen!", fuhr mich unser Sportlehrer an. Als ich aus Wut in die Kabine gerannt bin, gab es noch einen Klassenbucheintrag.

Zum Deutschunterricht bin ich gar nicht erst hingegangen. Der fiel ohnehin aus, glaub ich. War aber dann doch nicht so und die Rektorin hat zu Hause angerufen. Das gab vielleicht einen Ärger mit meinen Eltern! Vielleicht waren sie auch so sauer, weil ich sämtliche Schulsachen im Klassenraum vergessen habe. Mein Vater meinte sogar, dass ich alles extra dort habe liegen lassen. So manches Mal bleiben Sachen auch verschwunden, zum Beispiel mein Hausaufgabenheft.

Heute Nachmittag habe ich deshalb Stubenarrest bekommen. Eigentlich sehe ich dann fern oder spiele am Computer, aber dieses Mal hat meine Mutter beides aus meinem Zimmer rausgeholt. „Räum lieber mal auf!", hat sie noch gerufen. Aber darauf habe ich nun wirklich keine Lust.

Irgendwie passieren mir ständig solche Sachen, und wenn es so weiter geht, muss ich das Schuljahr wiederholen, meint meine Klassenlehrerin. Sie sagt auch, dass ich viel mehr leisten könnte, wenn ich mich nur mehr konzentrieren würde. Aber das ist ja eben mein Problem!

Kannst du mir vielleicht helfen?

Viele Grüße!
Kevin

PS: Hätte nicht meine Mutter diesen Brief an dich gelesen und berichtigt, wären da eine Menge Rechtschreibfehler zu finden gewesen!

Übungsblatt Quiz 1 (1./2. Klasse)

° Löse die Quizaufgaben!

1. Nenne drei Jungennamen und drei Mädchennamen!
2. Wie viele Finger hat der Mensch?
3. Nenne fünf Farben!
4. Welches Tier kann auf dem Wasser schwimmen?
5. Nenne drei Haustiere!
6. Zähle drei Möbelstücke auf!
7. Nenne drei Automarken!
8. Wie heißen die vier Jahreszeiten?
9. Nenne drei Städte!
10. Zähle von der 1 bis zur 20!
11. Nenne drei Obstsorten!
12. Wie viele Stunden hat ein Tag?
13. Nenne die Wochentage!
14. Wie viele Beine hat eine Fliege?
15. Wie viele Seiten hat ein Würfel?
16. Zähle alle zwölf Monate auf!

Richtige Antworten:

Übungsblatt Quiz 2 (2./3. Klasse)

° Löse die Quizaufgaben!

1. Wie heißt das größte Landtier?
2. Nenne drei Worte, deren letzte Silbe -ung lautet!
3. Wie viele Tage hat ein Jahr?
4. Nenne drei Blumenarten!
5. Wie viele Ecken hat ein Würfel?
6. Nenne die vier Himmelsrichtungen!
7. Wie viele Buchstaben hat das Alphabet?
8. Nenne fünf Länder in Europa!
9. Bei wie viel Grad friert Wasser?
10. Nenne fünf Gemüsesorten!
11. Woraus bestehen Wolken?
12. Nenne drei Flüsse!
13. Wie viel wiegt ein Liter Wasser?
14. Nenne vier Mannschaftssportarten!
15. Wie viele Zentimeter hat ein Meter?
16. Wie viele Sekunden hat eine Stunde?

Richtige Antworten:

Übungsblatt Quiz 3 (3./4. Klasse)

° Löse die Quizaufgaben!

1. Nenne fünf verschiedene Bäume!
2. Wie viele Kanten hat ein Würfel?
3. Was ist das größte Lebewesen auf der Erde?
4. Wie viele Wochen hat ein Jahr?
5. Welche sind die drei Grundfarben?
6. Wie viele Liter ergeben eine Tonne?
7. Nenne die fünf Selbstlaute/Vokale!
8. Wie heißt die größte Wüste der Erde?
9. Bei wie viel Grad kocht Wasser?
10. Nenne die sieben Kontinente!
11. Wie viele Zähne hat ein erwachsener Mensch?
12. Ist die Erde zum größeren Teil mit Wasser oder mit Land bedeckt?
13. Wie heißen die Planeten?
14. Was ist das längste Bauwerk der Erde?
15. Wie heißen die drei Ozeane?
16. In welchem Jahr erreichte Christoph Kolumbus Amerika?

Richtige Antworten:

Sitzung 2 Grundlagentraining
Zahlenverbinden und Mengen

STUNDENAUFBAU ENTSPANNUNGSPHASE

ENTSPANNUNGSPHASE	5 Minuten
INFORMATIONSPHASE	5 Minuten
ARBEITSPHASE	20 Minuten
RÜCKMELDEPHASE	5 Minuten
SPIELPHASE	10 Minuten

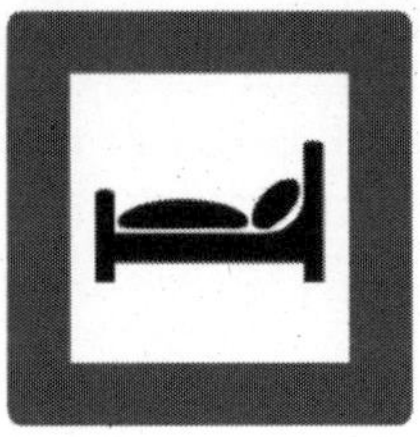

Stundenaufbau
Hängen Sie den Stundenverlauf für alle gut sichtbar an der Wand auf.

Entspannungsphase
Beginnen Sie die Sitzung mit der Entspannungsinstruktion in der Langform.

INFORMATIONSPHASE + REGELN + SIGNALKARTEN

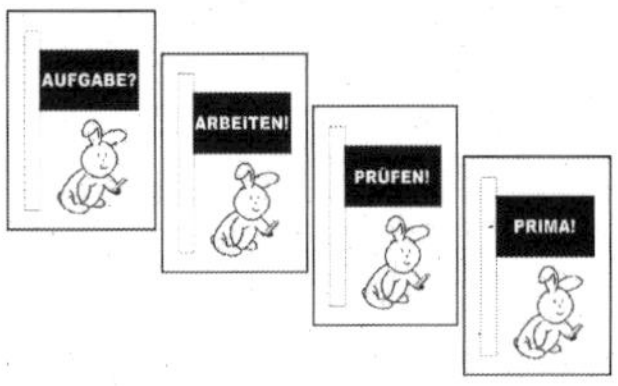

Informationsphase
Thema: Zahlenverbinden und Mengen

Regeln
Befestigen Sie die Regeln für alle gut sichtbar an der Wand. Erinnern Sie an das Bewertungsprinzip.

Signalkarten
Führen Sie die Signalkarte „Arbeiten" ein mit den Worten:
„Wir wollen in den kommenden Stunden vor dem Beginn einer Arbeitsaufgabe stets eine Karte benutzen, die uns daran erinnert, zu arbeiten. Seht sie euch bitte einmal an *(sie geben die Karte den Kindern).* Ihr seht darauf Bruno, das Kaninchen, und darüber die Aufforderung ARBEITEN! Zu Beginn einer Übungsphase decken wir sie auf, bei meinem Kommando ‚Arbeiten' beginnt ihr. Wenn ihr fertig seid, dreht ihr die Karte selbst wieder um. Es ist ganz einfach. Wir werden das gleich mal machen."

Übungsblätter
Übungsblatt Zahlenverbinden bis 10
Übungsblatt Zahlenverbinden bis 20
Übungsblatt Zahlenverbinden bis 30 (50)
Übungsblatt Mengen einkreisen
Übungsblatt Mengen bestimmen 1
Übungsblatt Mengen bestimmen 2

Arbeitsphase
Kommen Sie zunächst auf die vergangene Sitzung zurück: „Könnt ihr euch noch an den Brief von Kevin erinnern? Was war sein Problem? Was würdet ihr ihm sagen, damit er besser zurechtkommt?"
Sammeln Sie noch einmal die Vorschläge und modellieren Sie den Dialog. Kommen Sie darauf zu sprechen, dass das Wichtigste bei einer Arbeit ist, damit anzufangen.
Leiten Sie anschließend die Aufmerksamkeit der Kinder zurück auf die Signalkarte: „Diese Karte hier könnte Kevin vielleicht auch ganz gut gebrauchen. Schaut sie euch noch mal an. Wie ihr seht, ist meine Karte gelb. Als Erstes malt bitte eure Karte an. Ihr könnt auch euren Namen darauf schreiben."
Üben Sie anschließend die Anwendung der Signalkarte mit den Arbeitsblättern:
„Ich habe jetzt ein Blatt, wie Ihr es vielleicht aus einem Rätselbuch kennt. Ihr sollt dabei Zahlen verbinden, und zwar so, wie man zählt. Also 1, 2, 3, dann die 4 und so weiter. Nehmt dazu einen Stift. Es ist nicht so wichtig, schnell zu sein, aber Ihr sollt euch an die Reihenfolge der Zahlen halten.
Seid Ihr so weit? Dann dreht bitte zuallererst die gelbe Signalkarte um, sobald ich das Kommando gebe, und beginnt dann, die Zahlen im ersten Kästchen zu verbinden. Seid ihr fertig, dreht ihr die Signalkarte wieder zurück. Noch eine Frage? Achtung: Arbeiten!"
Eingangs werden insbesondere die jüngeren Kinder mit dem Vorgehen nicht zurechtkommen. Helfen Sie ihnen deshalb dabei, die Karten auf die richtige Seite zu drehen. Sind alle mit dem ersten Kästchen fertig, kommen Sie zum nächsten und so fort.
Im Anschluss daran wird die Aufgabe geändert und das Prinzip der Karte darauf angewendet:
„Das habt ihr schon ganz gut gemacht. Als Nächstes nehmen wir die Arbeitsblätter mit den Mengen. Ich bin mal gespannt, ob ihr das auch schafft."

RÜCKMELDUNGSPHASE SPIELPHASE

Rückmeldungsphase:
Tragen Sie die Sterne mit einem Stift auf dem Rückmeldebogen ein.

Spielphase:
Wählen Sie ein kurzes Spiel und verabschieden Sie die Kinder.

Übungsblatt Zahlenverbinden:
Zahlenverbinden bis 10

° Verbinde die Zahlen der Reihe nach von 1 bis 10.

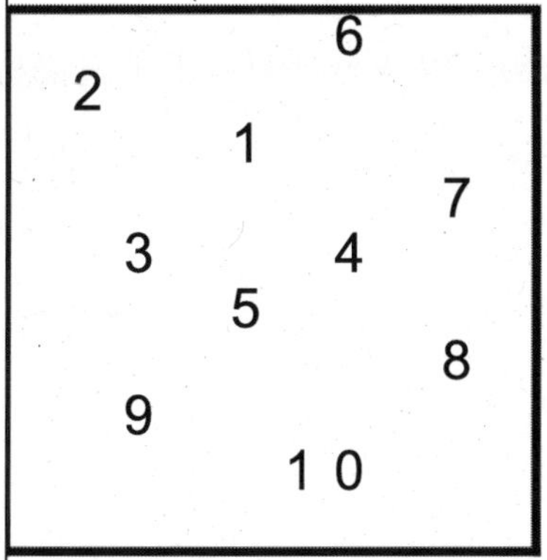

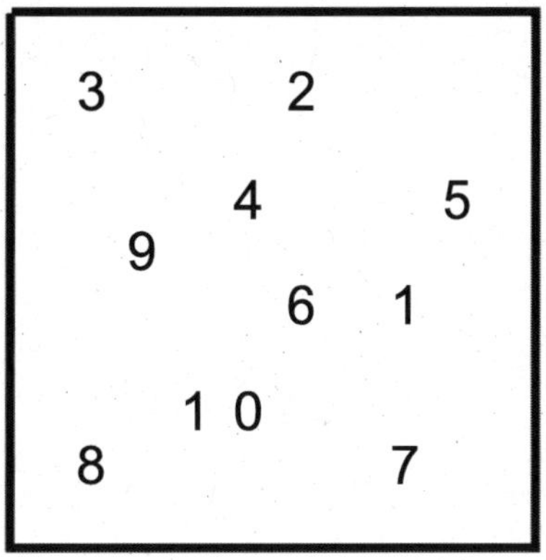

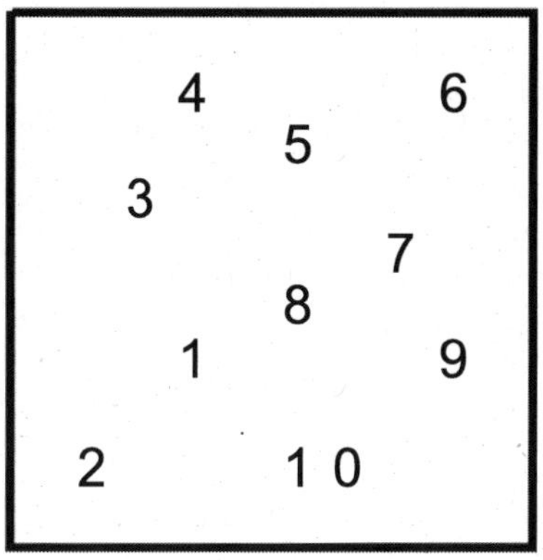

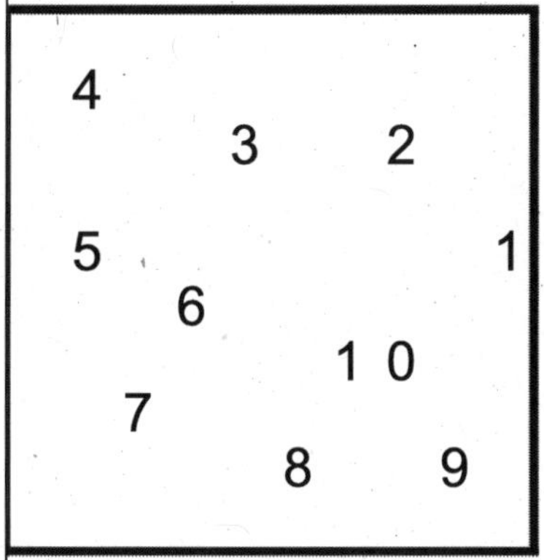

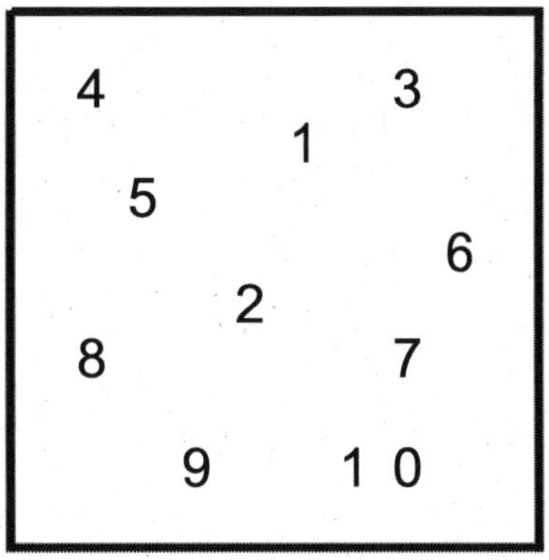

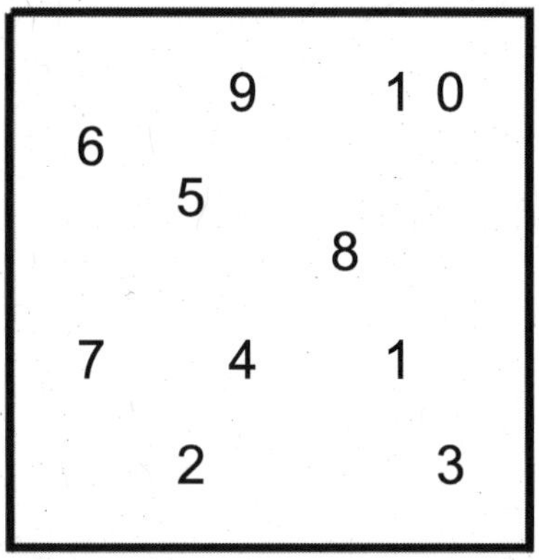

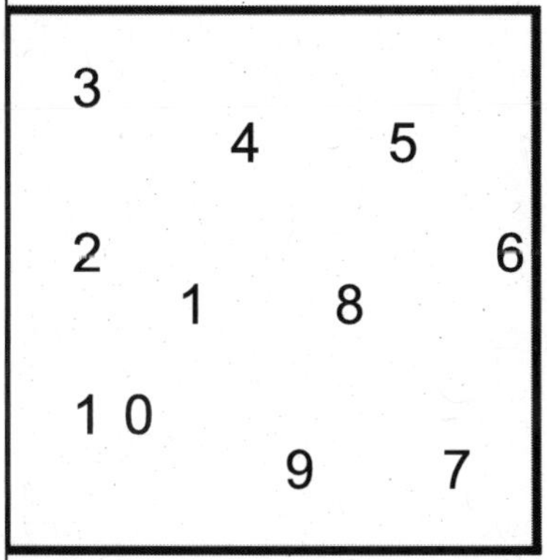

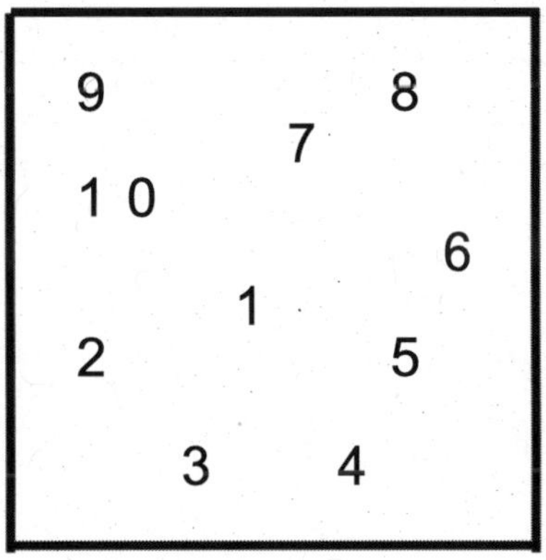

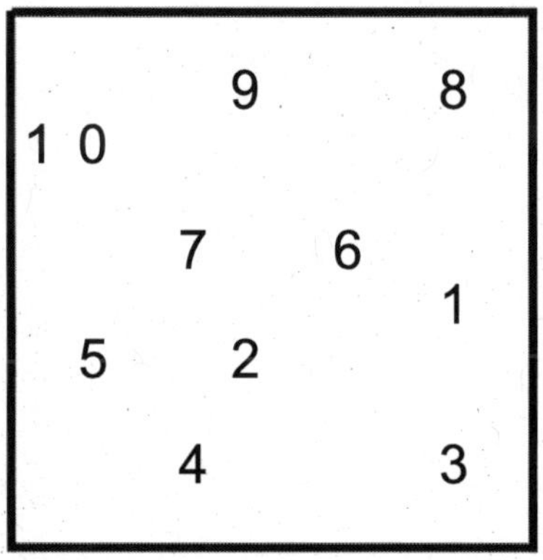

Übungsblatt Zahlenverbinden:
Zahlenverbinden bis 20

° Verbinde die Zahlen der Reihe nach von 1 bis 20.

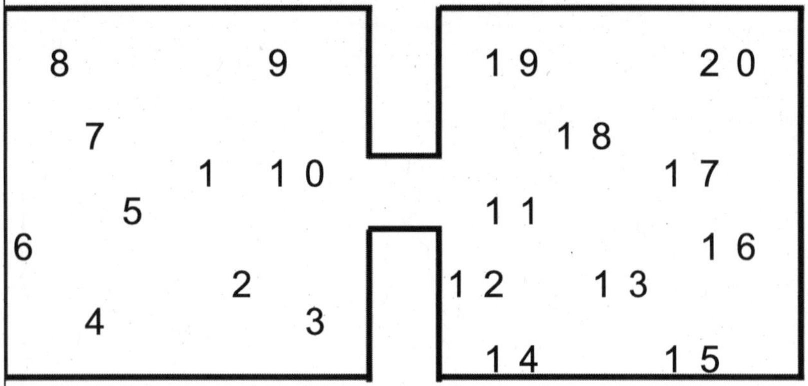

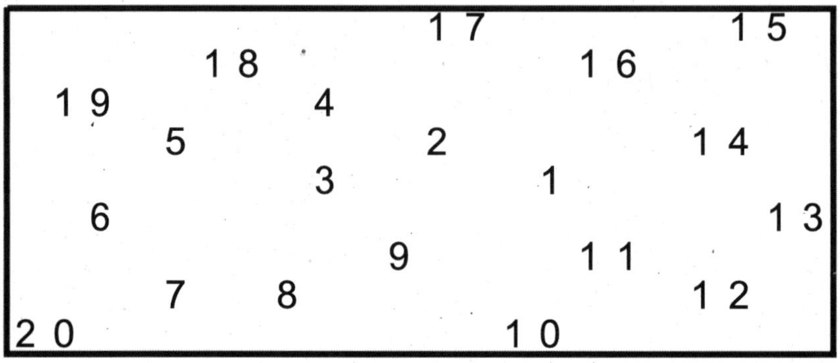

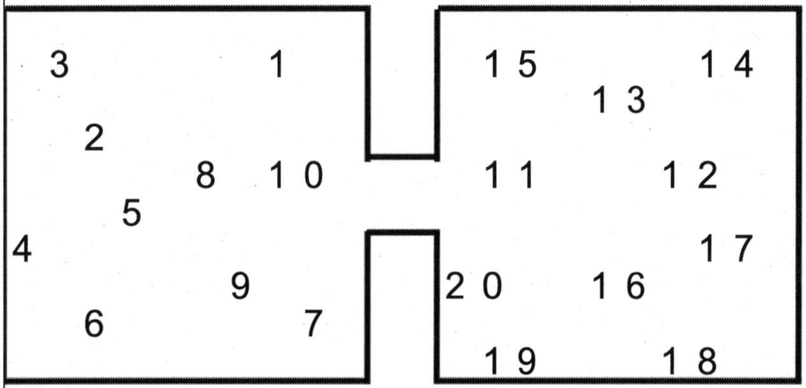

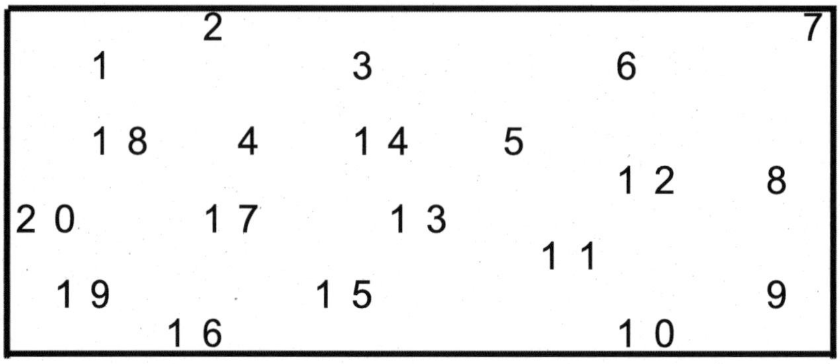

Übungsblatt Zahlenverbinden:
Zahlenverbinden bis 30 (bis 50)

° **Verbinde die Zahlen der Reihe nach von 1 bis 30 (50).**

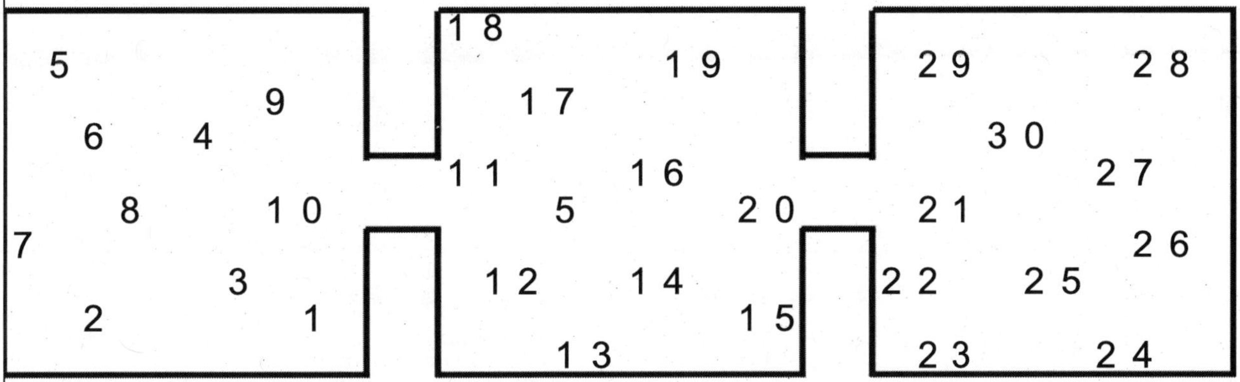

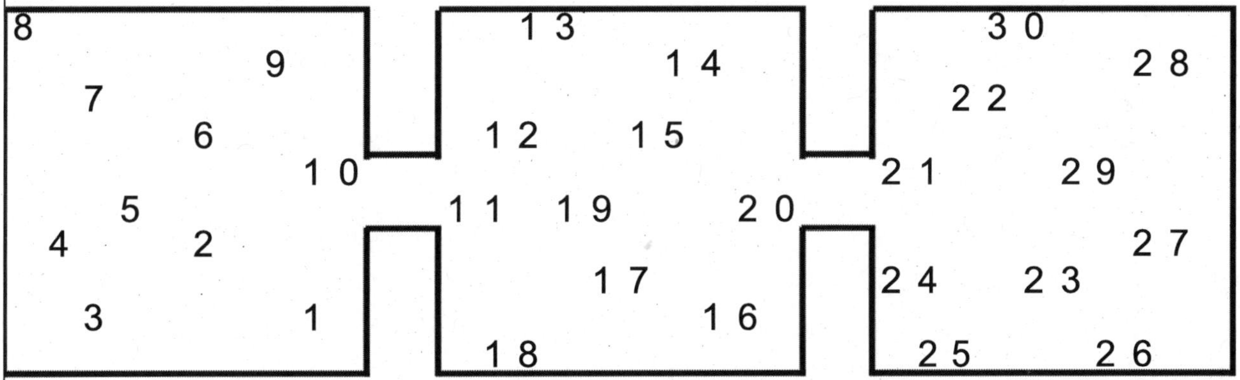

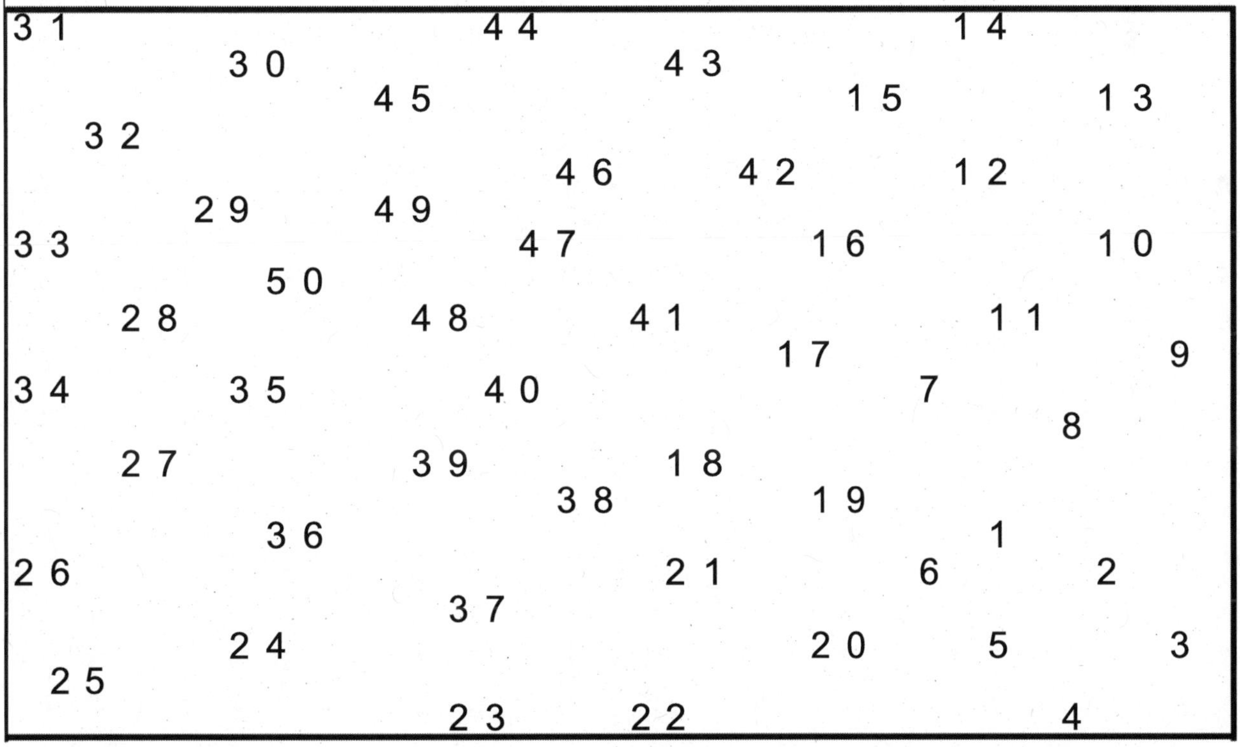

Übungsblatt Mengen:
Mengen einkreisen

° **Kreise die Mengen ein.**

° **Kreise immer 2 ein.**

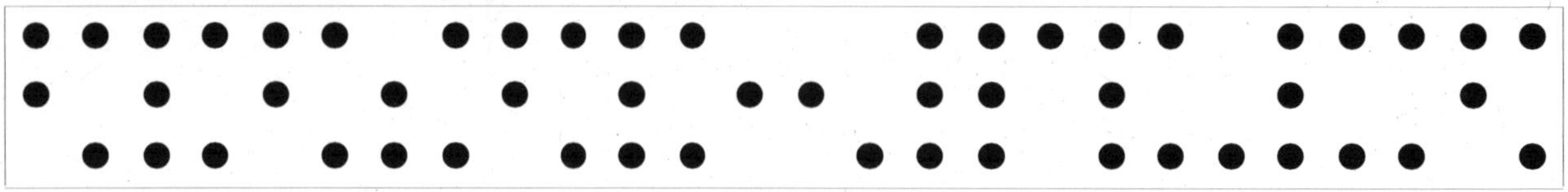

° **Kreise immer 3 ein.**

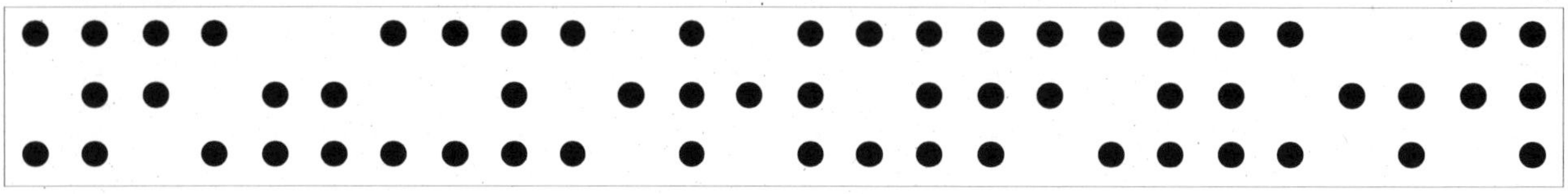

° **Kreise immer 5 ein.**

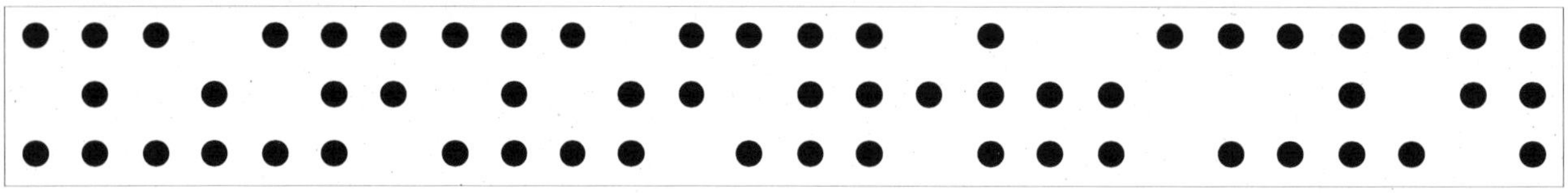

° **Kreise immer 10 ein.**

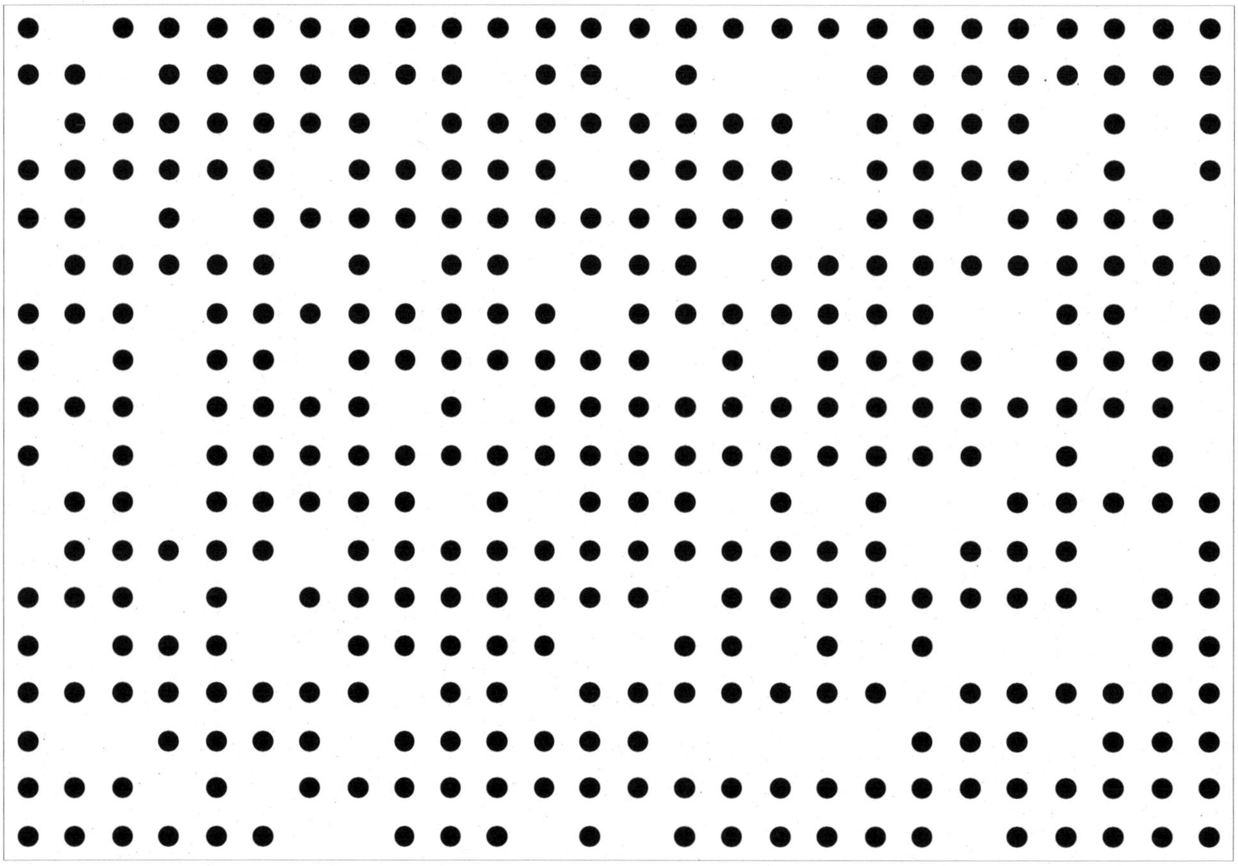

Übungsblatt Mengen:
Mengen bestimmen 1

° Zähle die Kugeln ab!

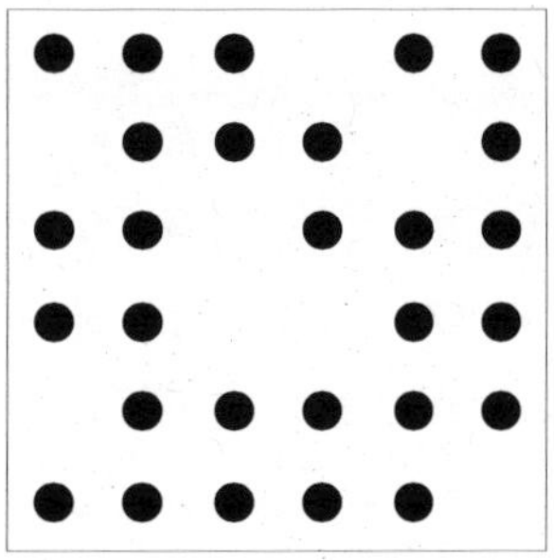

☐ Kugeln

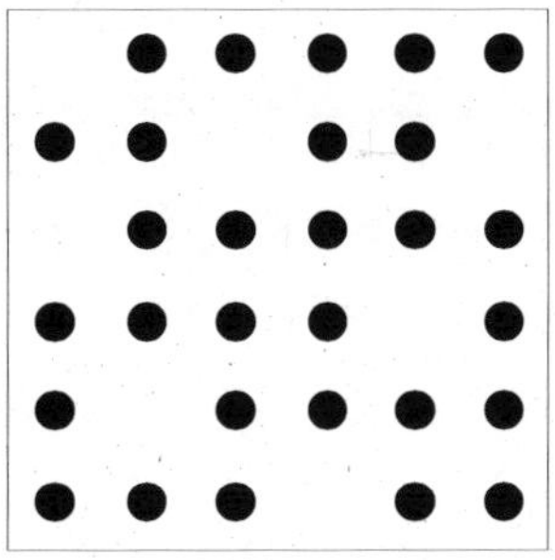

☐ Kugeln

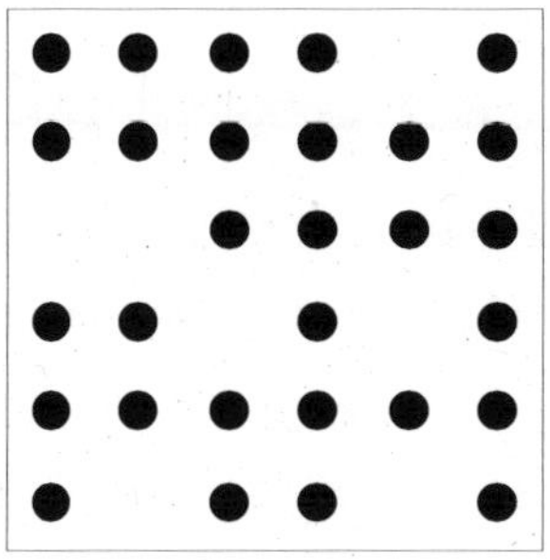

☐ Kugeln

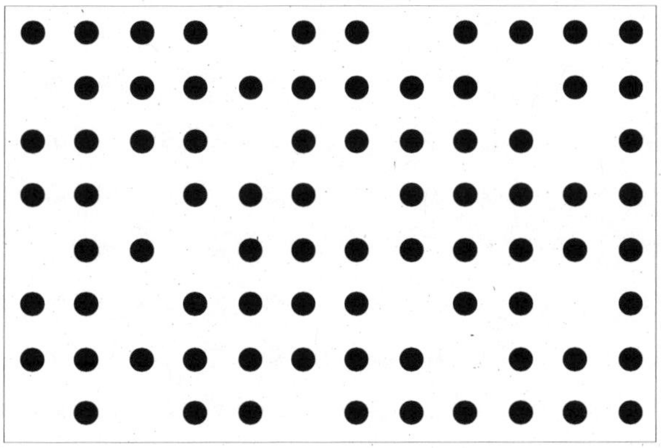

☐ Kugeln

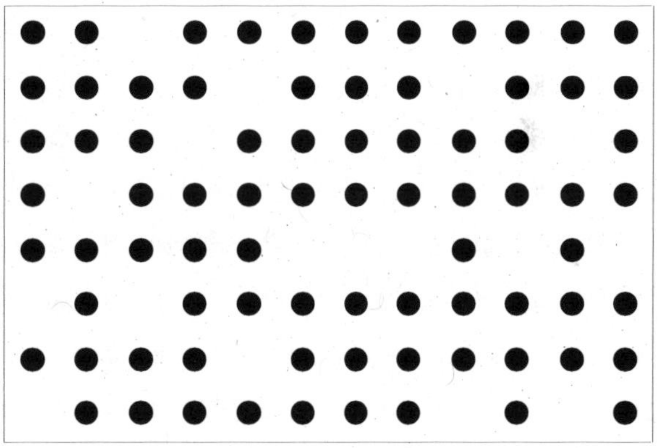

☐ Kugeln

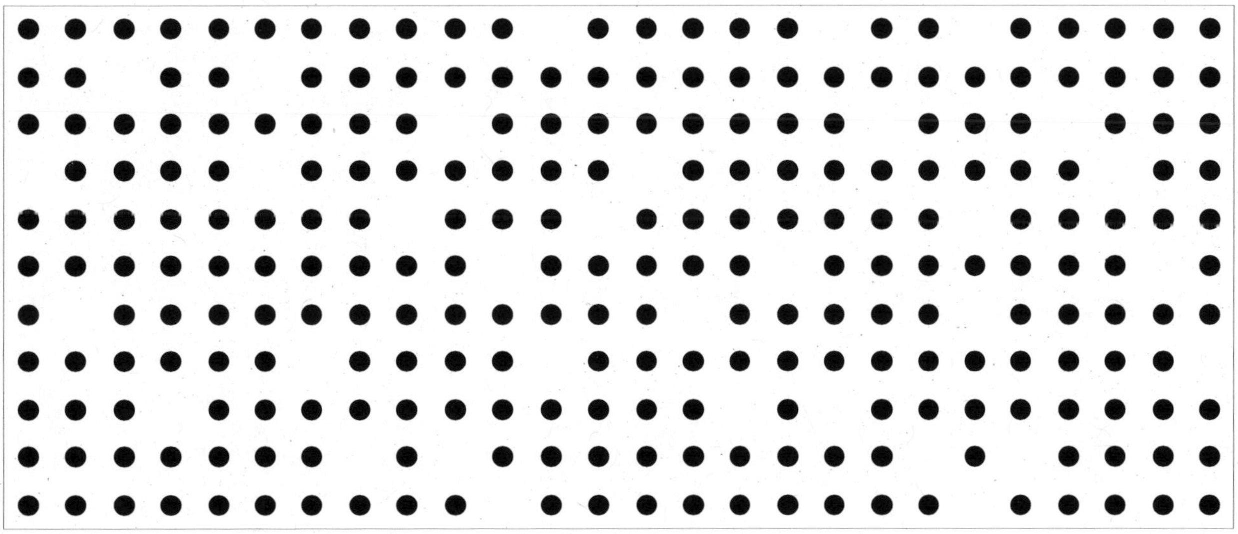

☐ Kugeln

Übungsblatt Mengen:
Mengen bestimmen 2

° Zähle ab!

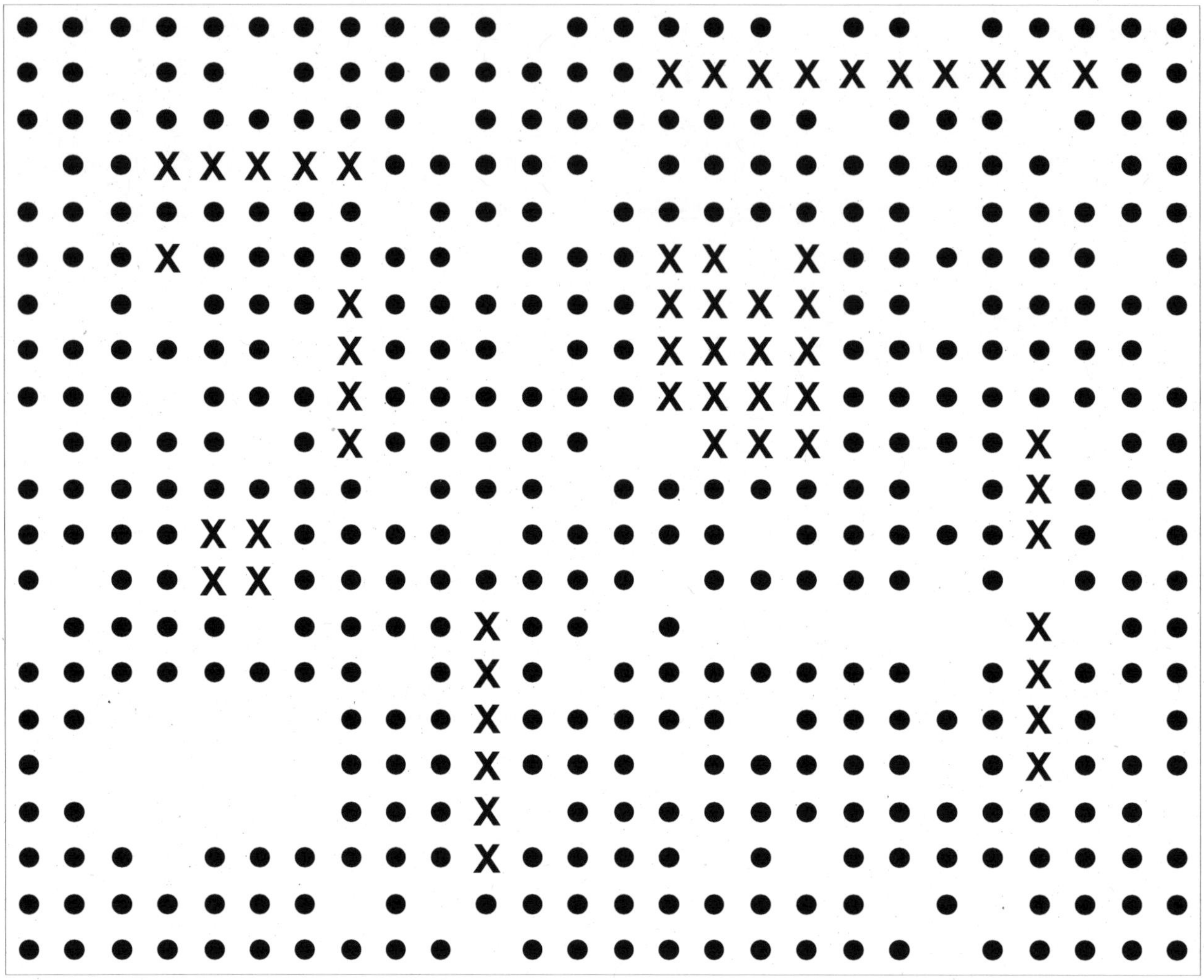

☐	Kugeln
☐	Kreuze
☐	Leere Felder

Sitzung 3 Grundlagentraining
Muster fortsetzen und Labyrinthaufgaben

STUNDENAUFBAU | ENTSPANNUNGSPHASE

ENTSPANNUNGSPHASE	5 Minuten
INFORMATIONSPHASE	5 Minuten
ARBEITSPHASE	20 Minuten
RÜCKMELDEPHASE	5 Minuten
SPIELPHASE	10 Minuten

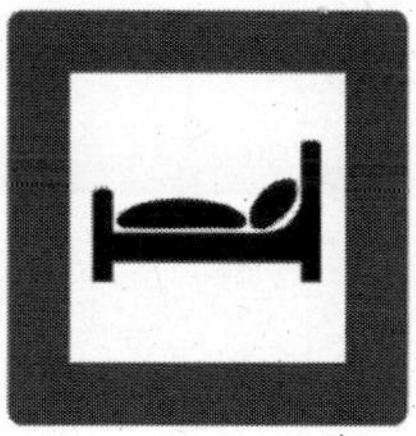

Stundenaufbau
Hängen Sie den Stundenverlauf für alle gut sichtbar an der Wand auf.

Entspannungsphase
Beginnen Sie die Sitzung mit der Entspannungsinstruktion in der Langform.

INFORMATIONSPHASE + REGELN + SIGNALKARTEN

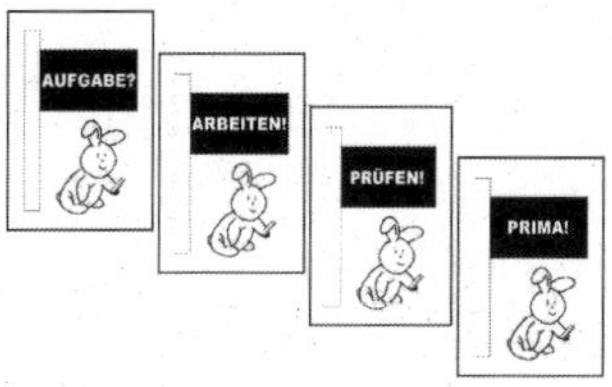

Informationsphase
Thema: Muster fortsetzen und Labyrinthaufgaben

Regeln
Befestigen Sie die Regeln für alle gut sichtbar an der Wand.

Signalkarten
Verwenden Sie die Signalkarte „Arbeiten!"
Führen Sie die Signalkarte „Prüfen!" ein mit den Worten:
„Wir wollen in den kommenden Stunden nach einer Arbeitsaufgabe stets eine Karte benutzen, die uns daran erinnert, unsere Arbeit zu überprüfen. Seht sie euch bitte einmal an. *(Sie geben die Karte den Kindern.)* Ihr seht darauf Bruno, das Kaninchen, und darüber die Aufforderung ‚Prüfen!'. Am Ende einer Übungsphase decken wir sie auf, bei meinem Kommando ‚Prüfen!' kontrolliert ihr eure Arbeit. Wenn ihr fertig seid, dreht ihr die Karte selbst wieder um. Es ist ganz einfach. Wir werden das gleich mal machen."

ARBEITSPHASE

Übungsblätter
Übungsblatt Muster fortsetzen 1
Übungsblatt Muster fortsetzen 2
Übungsblatt Muster fortsetzen 3
Übungsblatt Kleine und mittelgroße Labyrinthe
Übungsblatt Großes Labyrinth

Arbeitsphase
Betrachten Sie gemeinsam mit den Kindern die Signalkarte „Prüfen!“: „Schaut euch die Karte genauer an. Wie ihr seht, ist sie bei mir blau. Malt eure Karte bitte wieder an und schreibt euren Namen darauf.“
Üben Sie anschließend die Anwendung beider Signalkarten mit den Arbeitsblättern:
„Ich habe jetzt ein Blatt mit Mustern, die ihr bitte fortsetzen sollt. Zeichnet die Linien solange weiter in die Kästchen, bis ihr das Ende der Reihe erreicht habt.
Dreht bitte zuallererst die Signalkarte ‚Arbeiten!‘ um, sobald ich das Kommando gebe, und beginnt dann, dem Weg zu folgen. Seid ihr fertig, dreht ihr die gelbe Signalkarte wieder zurück und deckt die Signalkarte ‚Prüfen!‘ auf. Dann kontrolliert ihr, ob das Muster stimmt. Findet ihr einen Fehler, berichtigt ihr ihn. Anschließend dreht ihr die blaue Karte wieder zurück. Wir arbeiten dabei nacheinander und beginnen bei dir *(Name)*. Noch eine Frage? Achtung: Arbeiten! (…) Achtung: Prüfen! (…) Gut gemacht!“
Helfen Sie wieder dabei, die Karten auf die richtige Seite zu drehen. Ist das erste Kind fertig, ist das nächste Kind an der Reihe.
Im Anschluss daran wird die Aufgabe geändert und das Prinzip der beiden Karten darauf angewendet: „Das habt ihr schon ganz gut gemacht. Als Nächstes nehmen wir die Arbeitsblätter mit den Labyrinthaufgaben. Dabei sollt ihr einfach dem vorgegebenen Weg folgen, ohne eine Mauer zu berühren oder zu durchkreuzen. Das macht ihr dann wieder alle gleichzeitig. Ich bin mal gespannt, ob ihr das auch schafft. Noch eine Frage? Achtung: Arbeiten! … Achtung: Prüfen! …“

RÜCKMELDUNGSPHASE SPIELPHASE

Rückmeldungsphase
Tragen Sie die Sterne mit einem Stift auf dem Rückmeldebogen ein.

Spielphase
Wählen Sie ein kurzes Spiel und verabschieden Sie die Kinder.

Übungsblatt Muster fortsetzen 1

° **Zeichne das Muster weiter.**

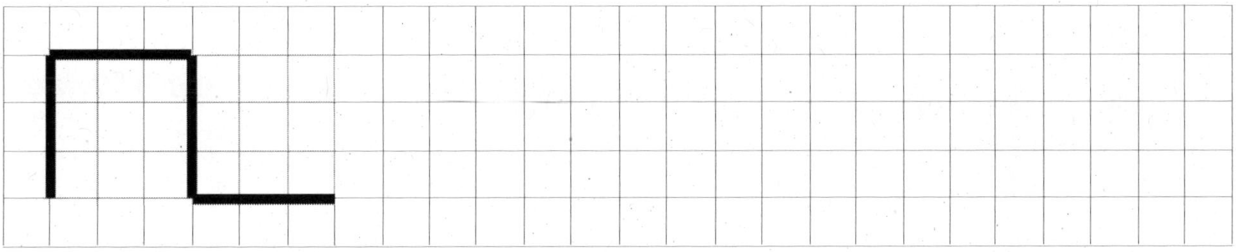

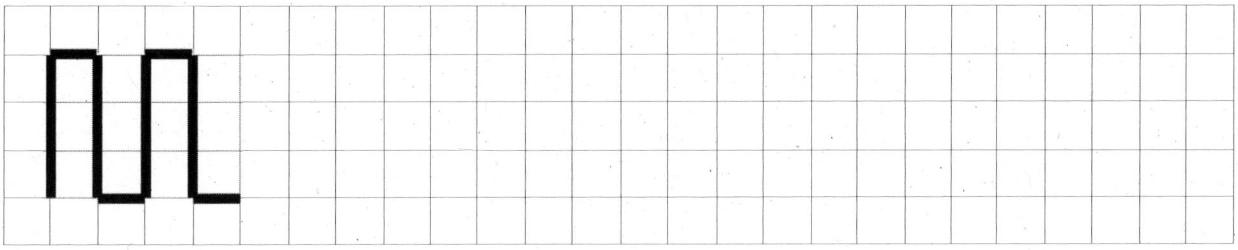

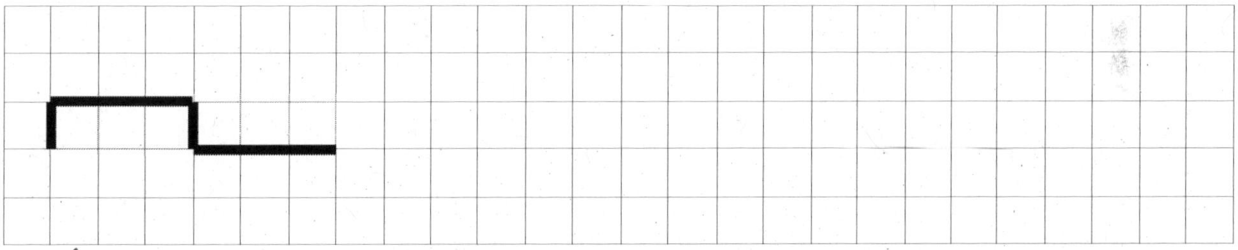

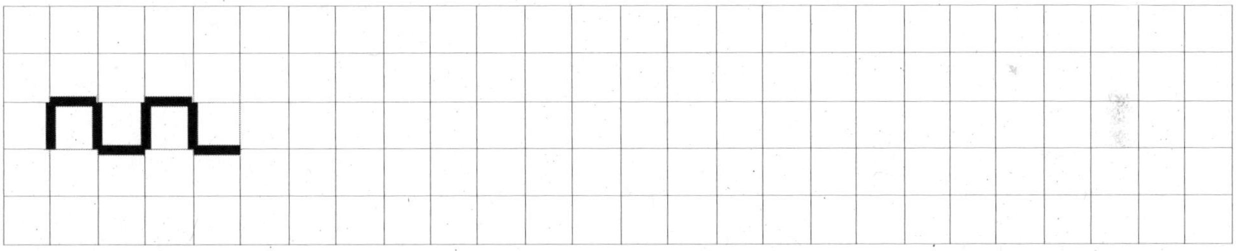

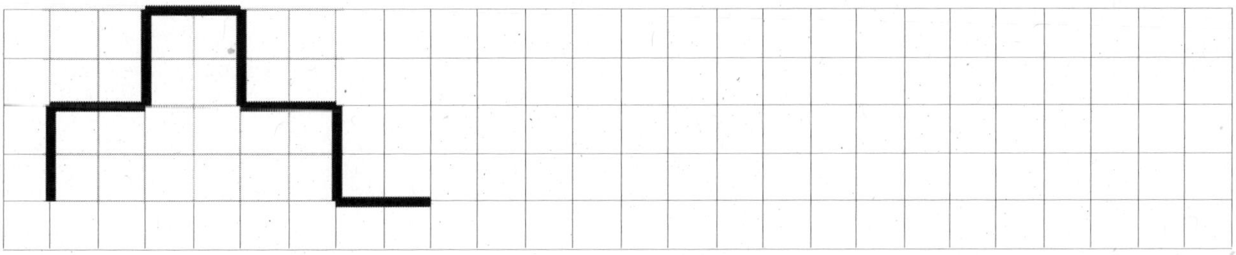

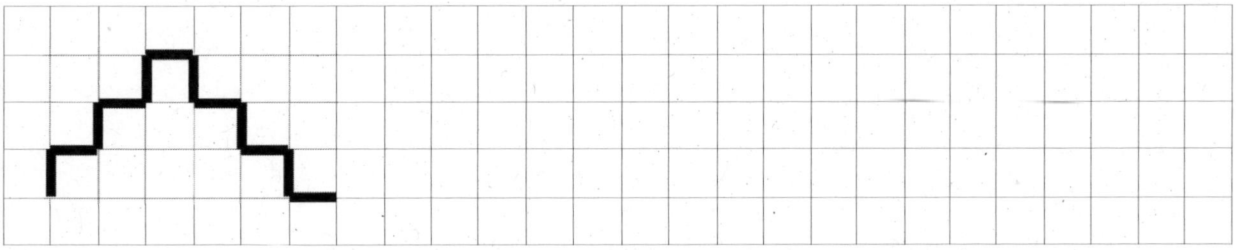

Übungsblatt Muster fortsetzen 2

° **Zeichne das Muster weiter.**

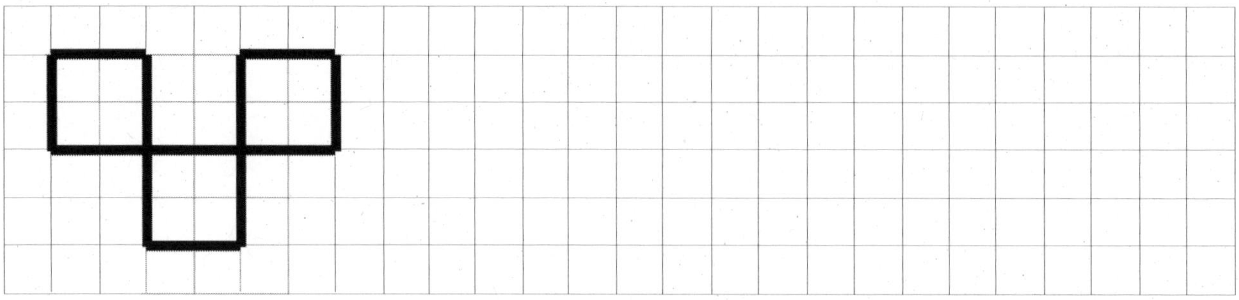

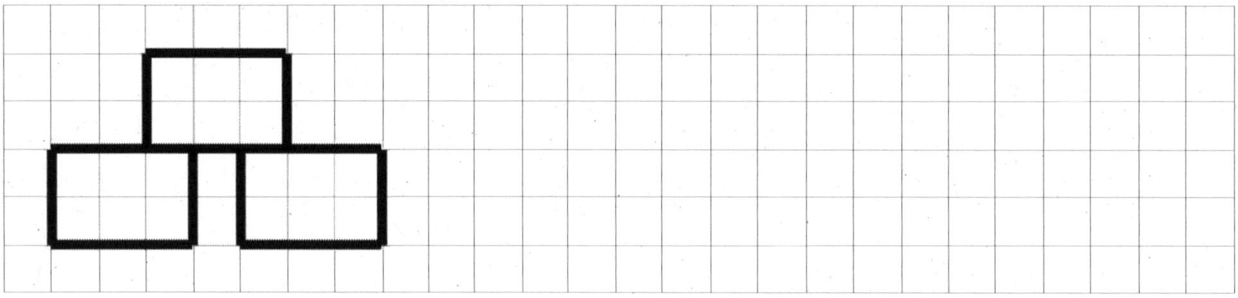

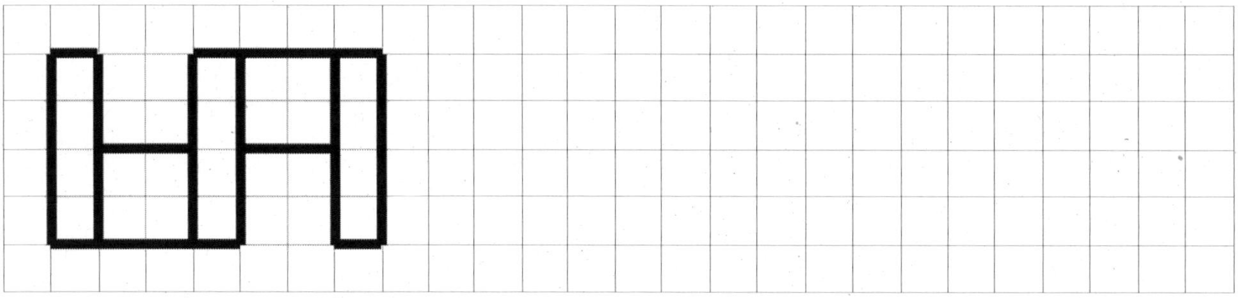

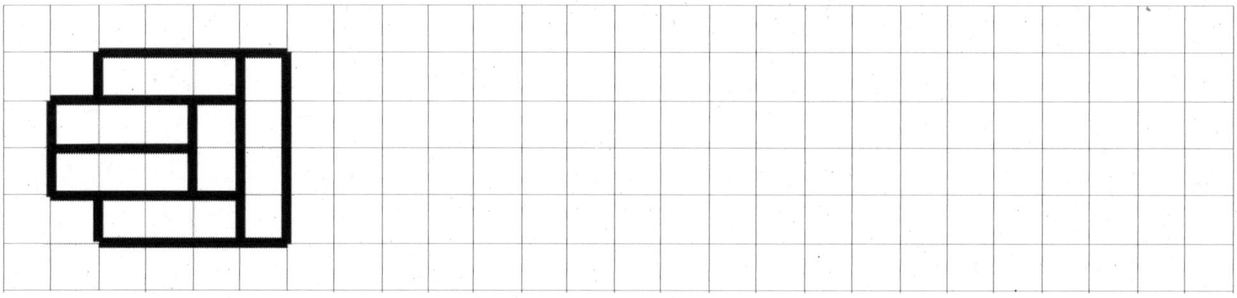

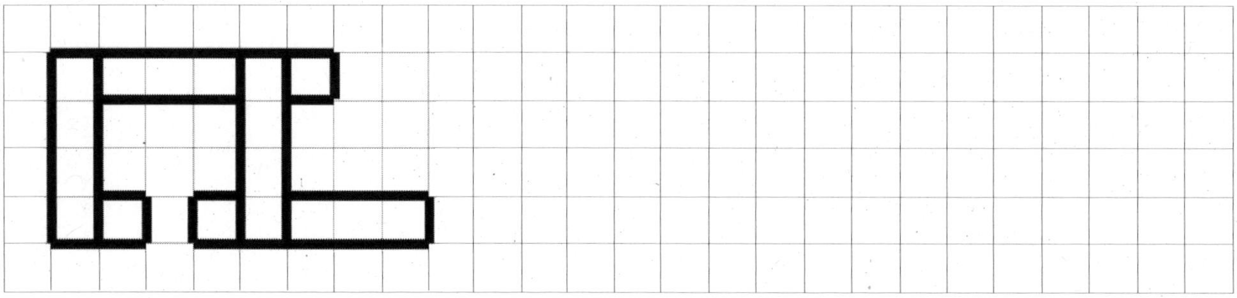

Übungsblatt Muster fortsetzen 3

° **Zeichne das Muster weiter.**

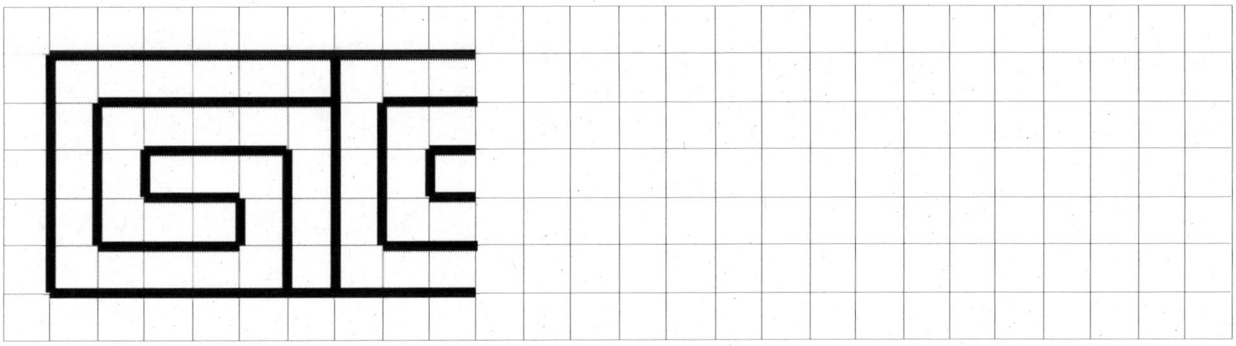

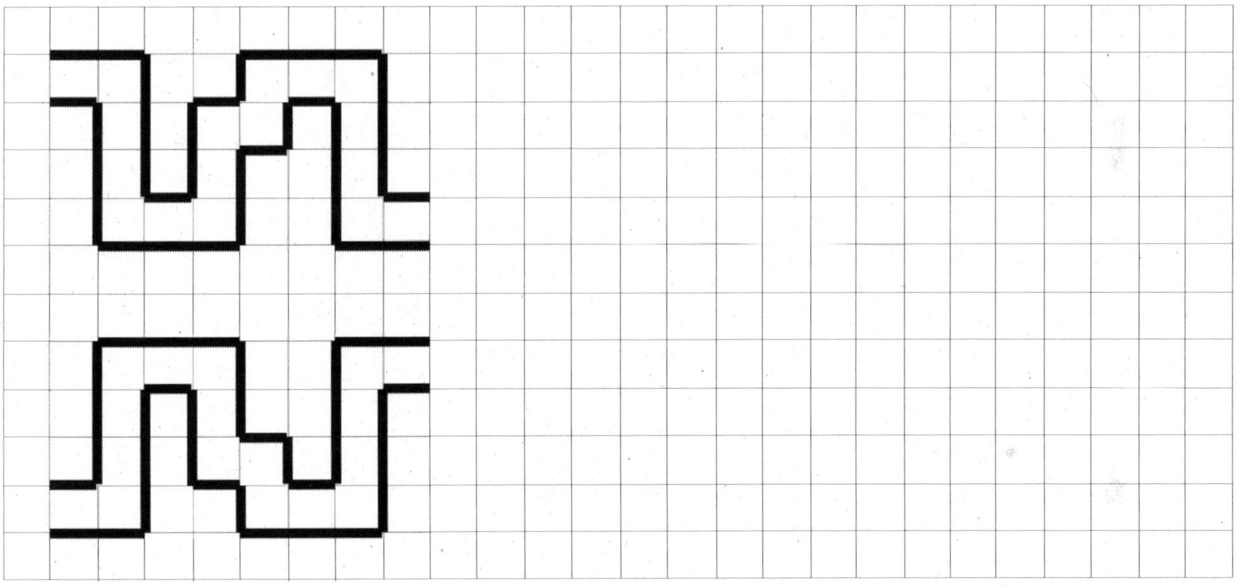

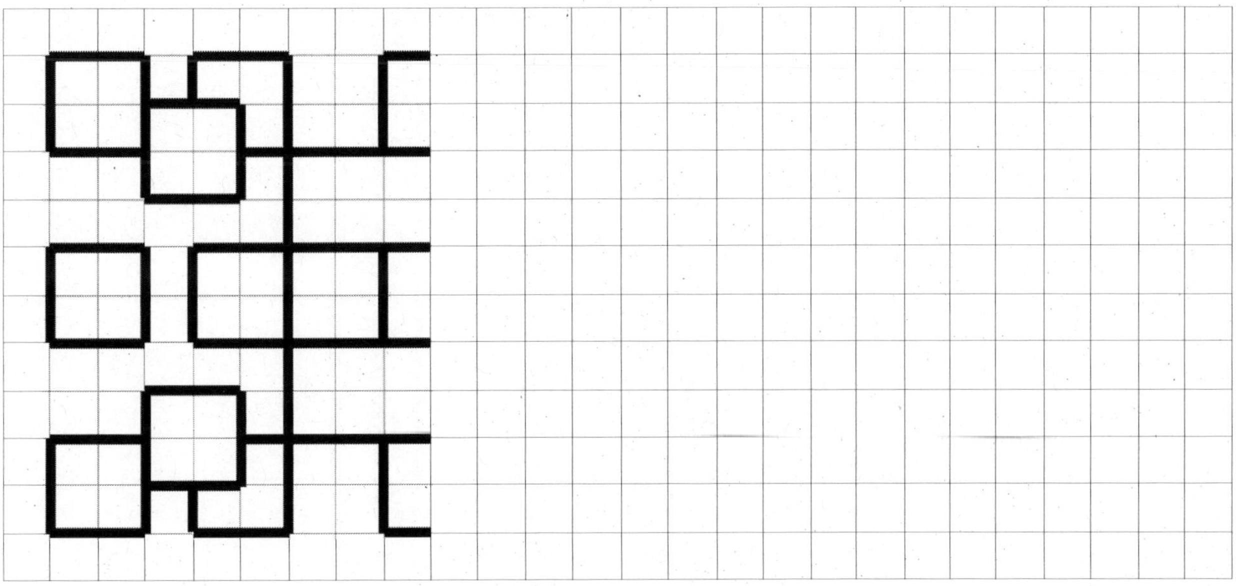

Übungsblatt Labyrinth:
Kleine und mittelgroße Labyrinthe

- Folge dem Weg durch das Labyrinth mit einem Stift.
- Ziehe die Linie bis zum Ausgang.

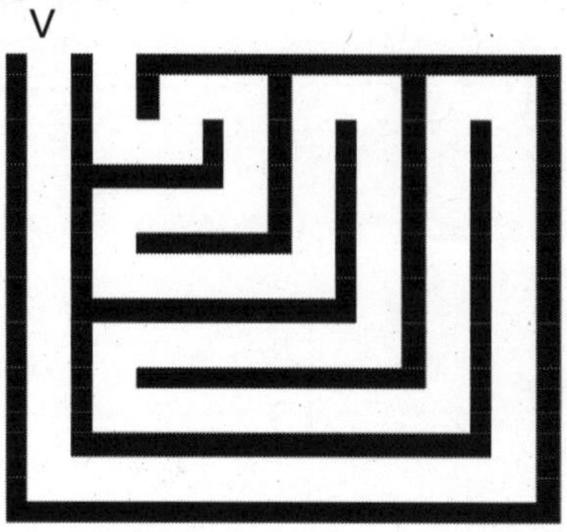

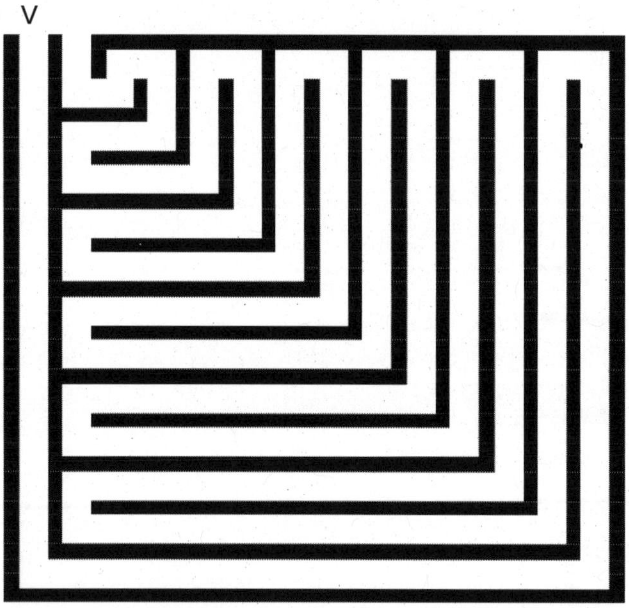

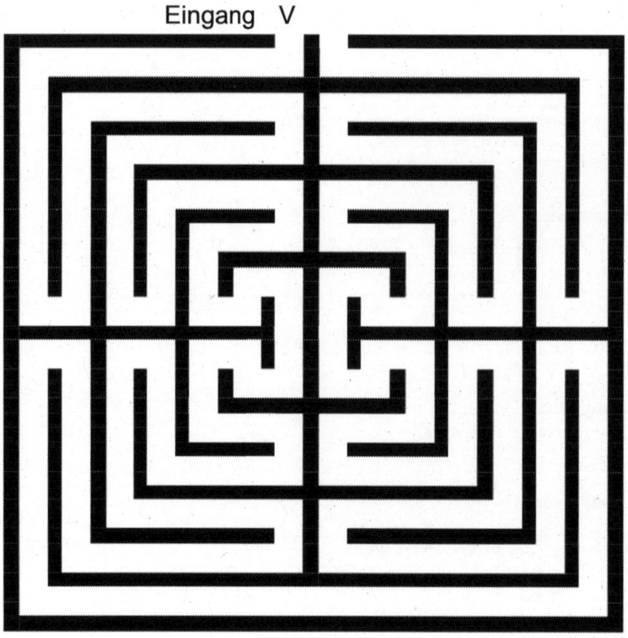

Übungsblatt Labyrinth:
Großes Labyrinth

- Folge dem Weg durch das Labyrinth mit einem Stift.
- Ziehe die Linie bis zum Ausgang.

Eingang

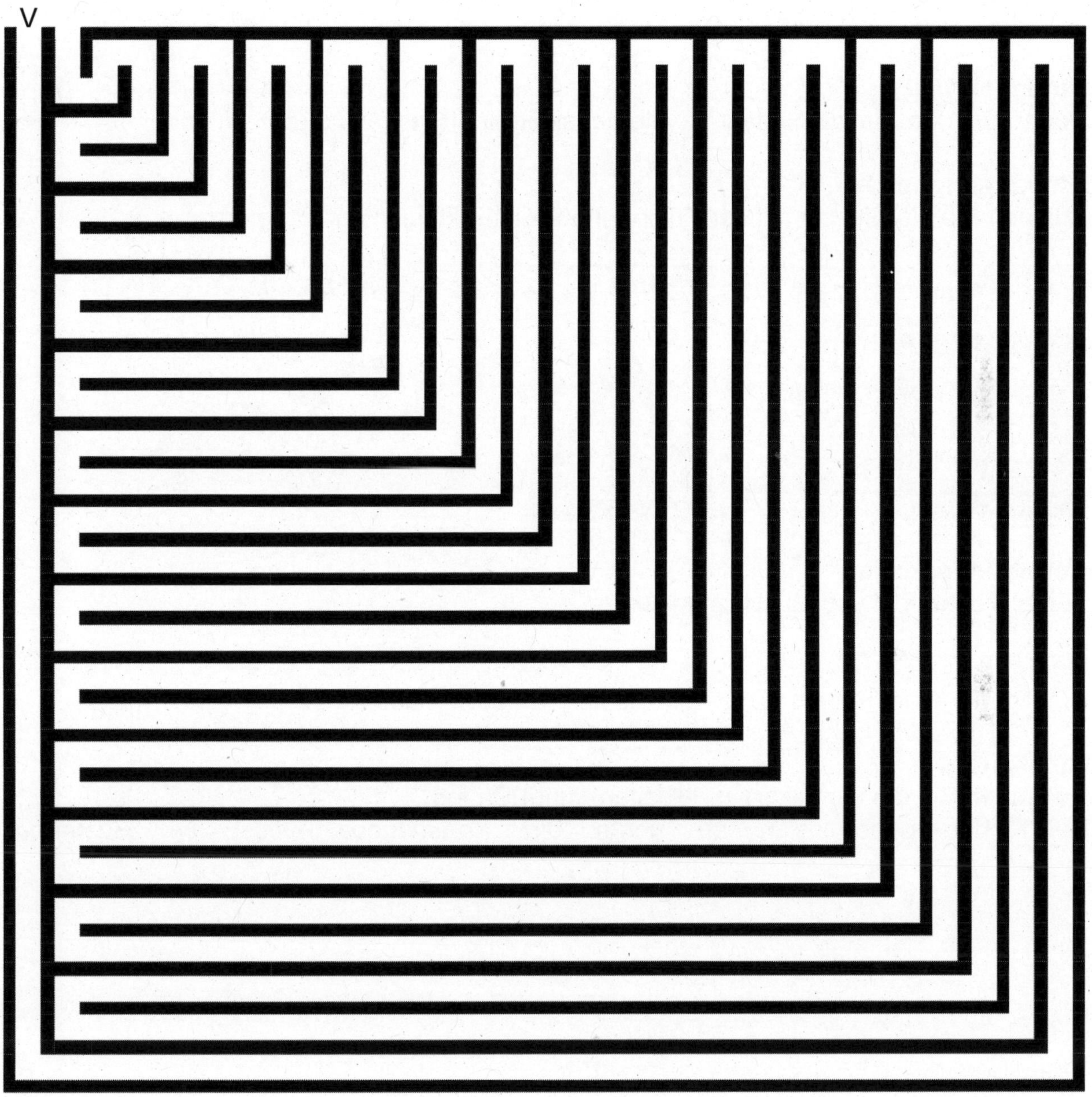

Sitzung 4 Grundlagentraining
Punktefeld und Muster abmalen

STUNDENAUFBAU ENTSPANNUNGSPHASE

ENTSPANNUNGSPHASE	5 Minuten
INFORMATIONSPHASE	5 Minuten
ARBEITSPHASE	20 Minuten
RÜCKMELDEPHASE	5 Minuten
SPIELPHASE	10 Minuten

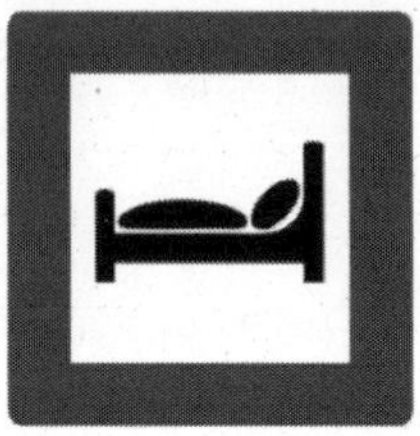

Stundenaufbau
Hängen Sie den Stundenverlauf für alle gut sichtbar an der Wand auf.

Entspannungsphase
Beginnen Sie die Sitzung mit der Entspannungsinstruktion in der Langform.

INFORMATIONSPHASE + REGELN + SIGNALKARTEN

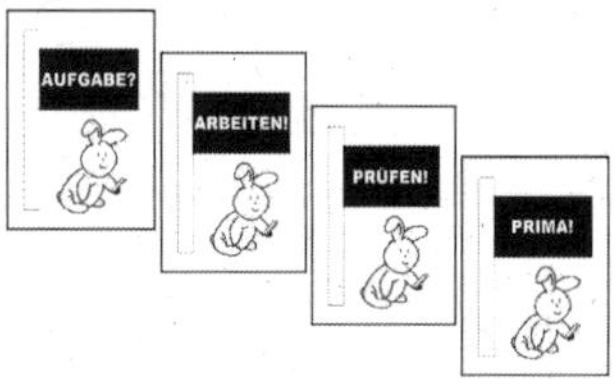

Informationsphase
Thema: Punktefeld und Muster abmalen

Regeln
Befestigen Sie die Regeln für alle gut sichtbar an der Wand.

Signalkarten
Verwenden Sie die Signalkarten „Arbeiten!“ und „Prüfen“.
Die Kinder geben sich ab heute die Kommandos selbst im Flüsterton.

ARBEITSPHASE

Übungsblätter
Übungsblatt Punktefeld 1
Übungsblatt Punktefeld 2
Übungsblatt Punktefeld 3
Übungsblatt Punktefeld 4
Übungsblatt Punktefeld 5
Übungsblatt Punktefeld 6
Übungsblatt Muster abmalen 1
Übungsblatt Muster abmalen 2
Übungsblatt Muster abmalen 3

Arbeitsphase
Erinnern Sie eingangs an die Verwendung der beiden Signalkarten „Arbeiten!“ und „Prüfen!“. Danach beginnen Sie mit den ersten Übungsblättern zum Punktefeld.
„Heute beschäftigen wir uns mit Punktefeldern, die ihr bestimmt schon aus der Schule kennt. Hier sollt ihr zunächst die schwarzen Punkte abzählen und das Ergebnis in die Linie unterhalb eintragen. Alle arbeiten gleichzeitig.
Ab heute gebt ihr euch unsere Kommandos selbst. Damit ihr niemanden stört, flüstert ihr sie euch zu. Denkt daran, die Karten auch auf- und zuzudecken. Noch eine Frage? Dann los!“
Im zweiten Schritt müssen Punkte richtig eingezeichnet werden.
„Das ging schon ganz gut. Bei den nächsten Aufgaben sollt ihr so viele Punkte ausmalen, wie die Zahl unterhalb des Feldes angibt. Alle arbeiten wieder gleichzeitig. Noch eine Frage? Dann los!“
Schließlich sollen die Kinder vorgegebene Muster abmalen:
„Jetzt kommen wir zu den letzten Aufgaben für heute. Dabei sollt ihr das Muster von der linken Seite auf die rechte Seite übertragen. Alle arbeiten gleichzeitig. Noch eine Frage? Dann los!“

RÜCKMELDUNGSPHASE | SPIELPHASE

Rückmeldungsphase
Tragen Sie die Sterne mit einem Stift auf dem Rückmeldebogen ein.

Spielphase
Wählen Sie ein kurzes Spiel und verabschieden Sie die Kinder.

Übungsblatt Punktefeld 1

° Zähle ab.

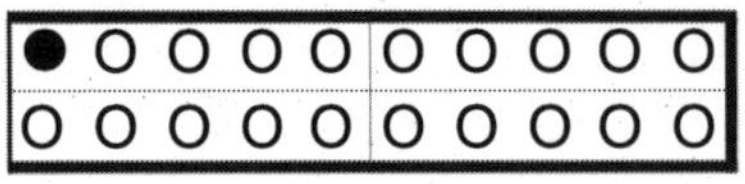
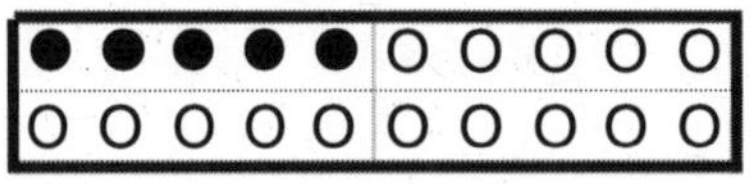
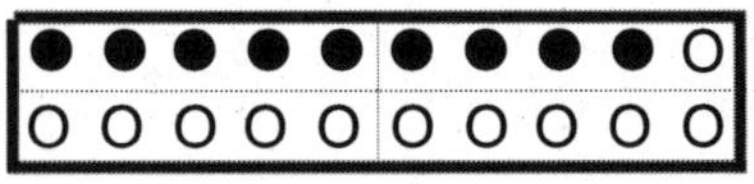

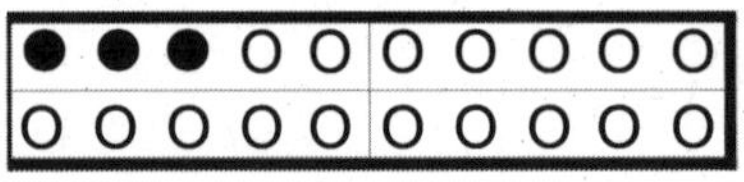
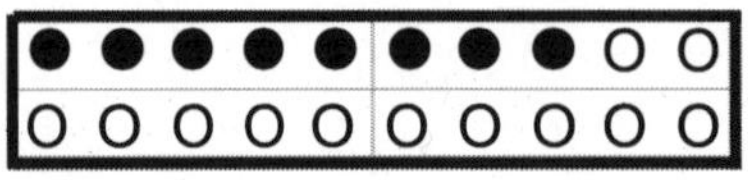
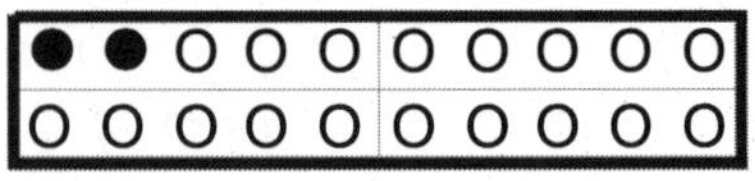

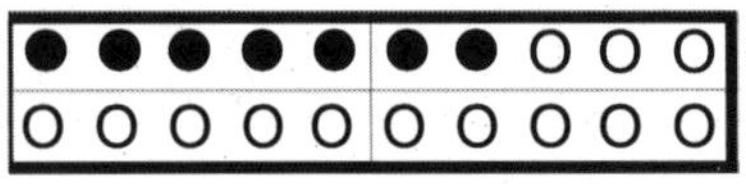
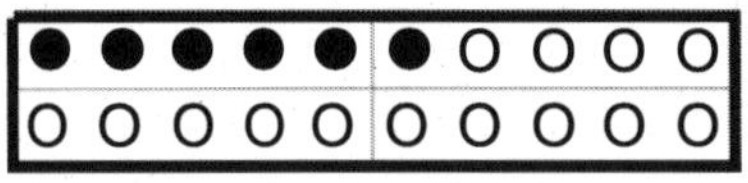
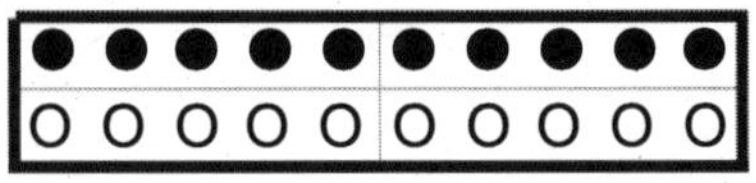

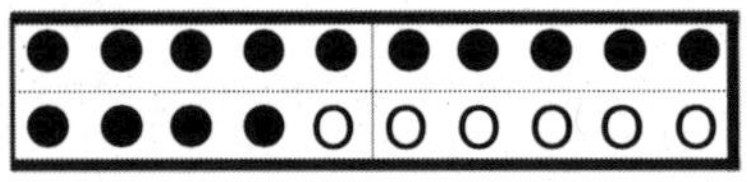
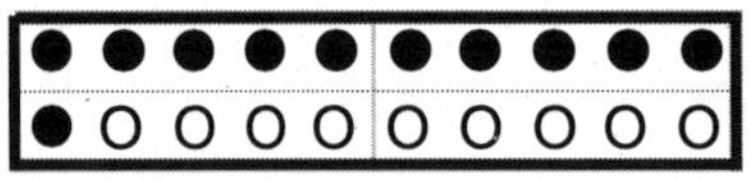
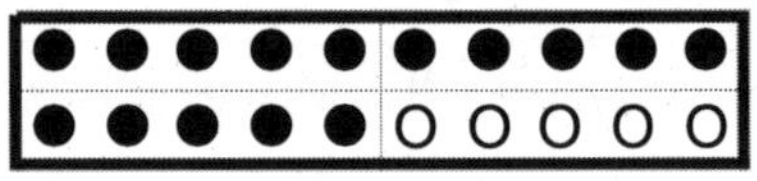

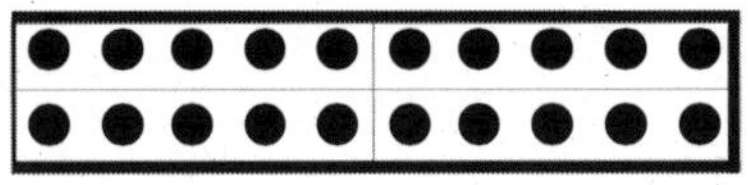
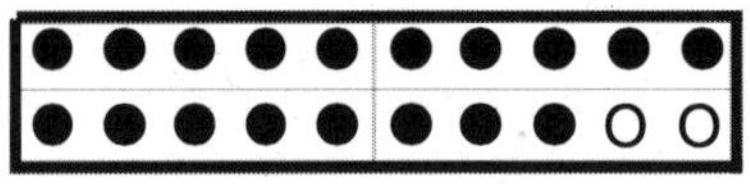
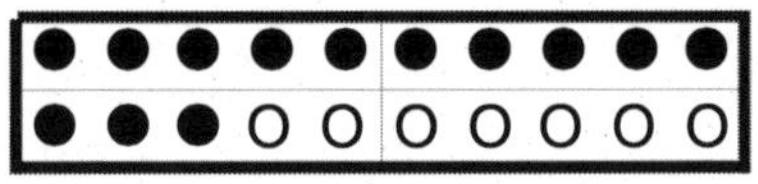

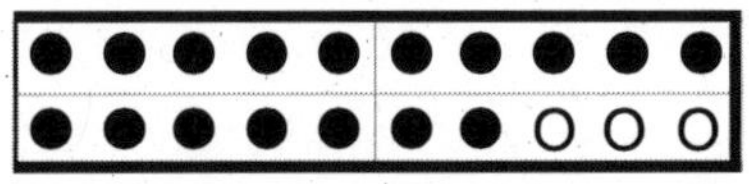
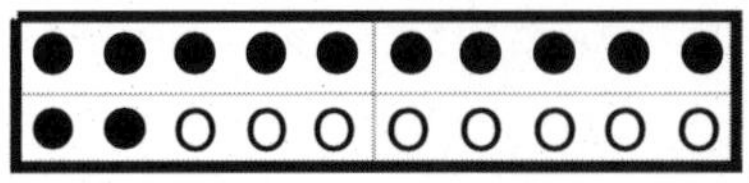
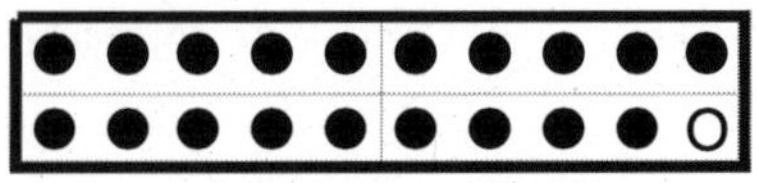

Übungsblatt Punktefeld 2

° Zeichne ein.

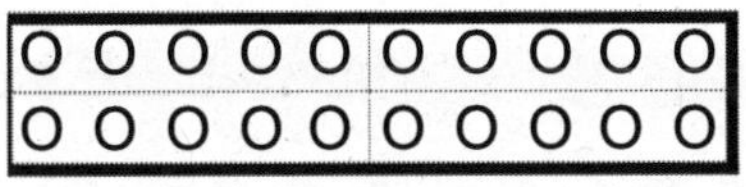

2

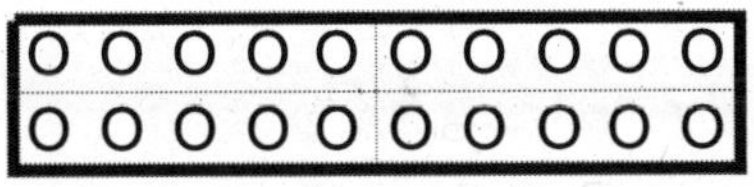

5

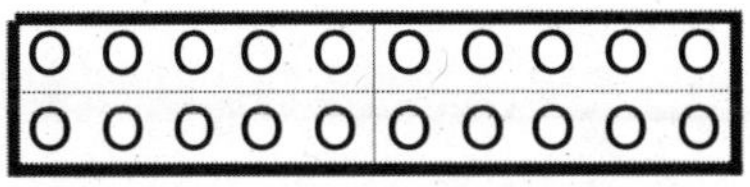

8

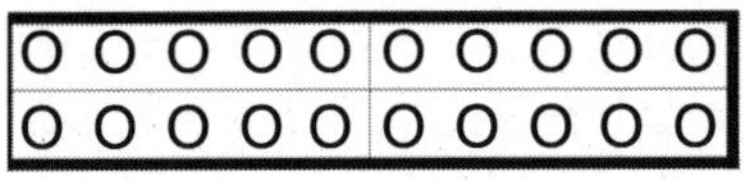

6

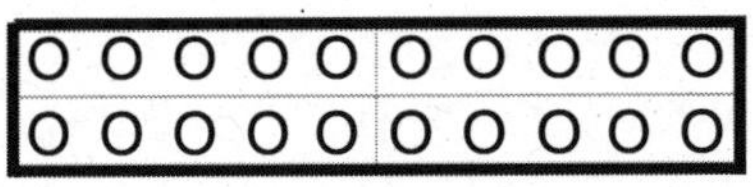

3

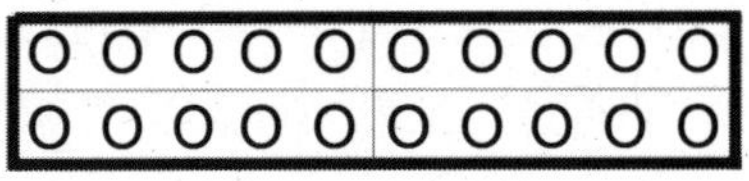

4

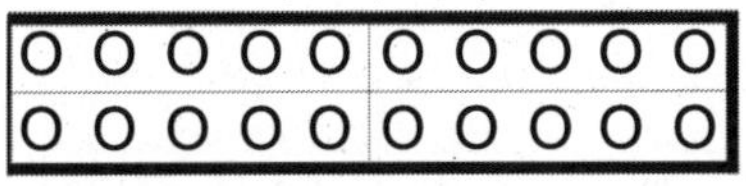

9

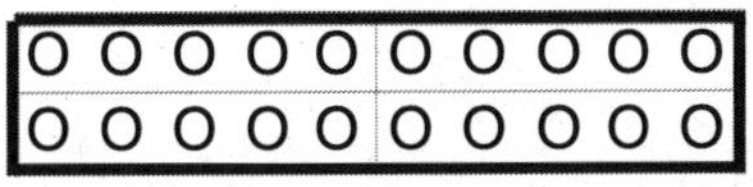

10

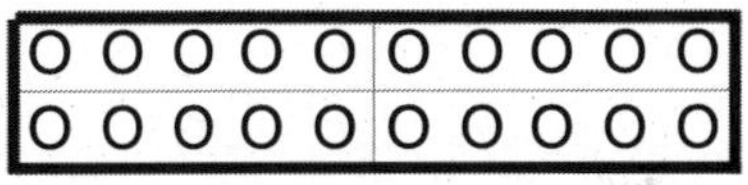

18

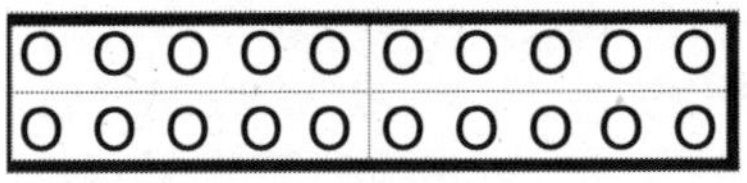

14

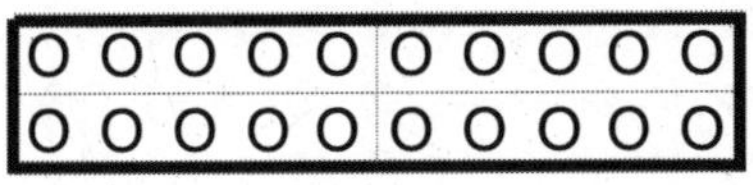

11

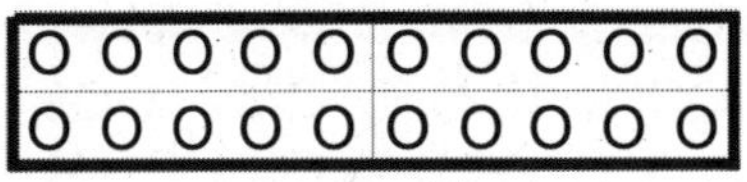

15

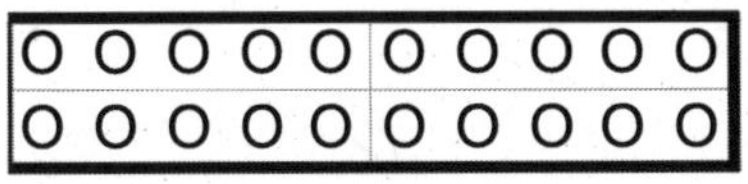

17

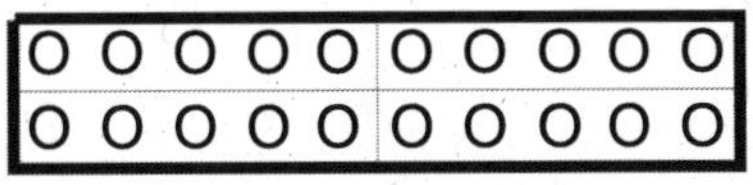

12

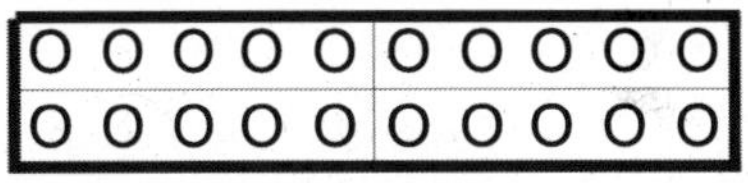

20

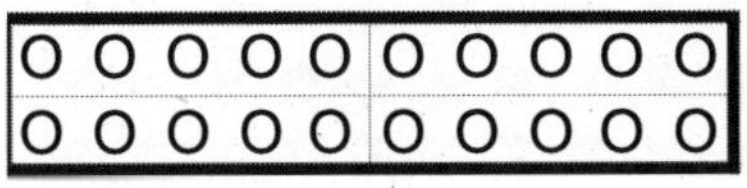

19

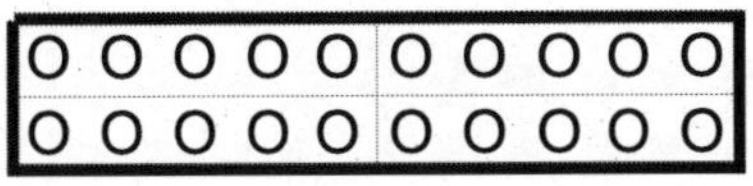

16

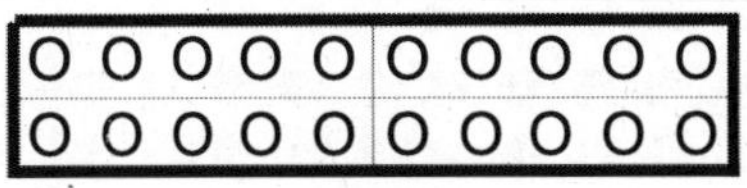

13

Übungsblatt Punktefeld 3

° **Zähle ab.**

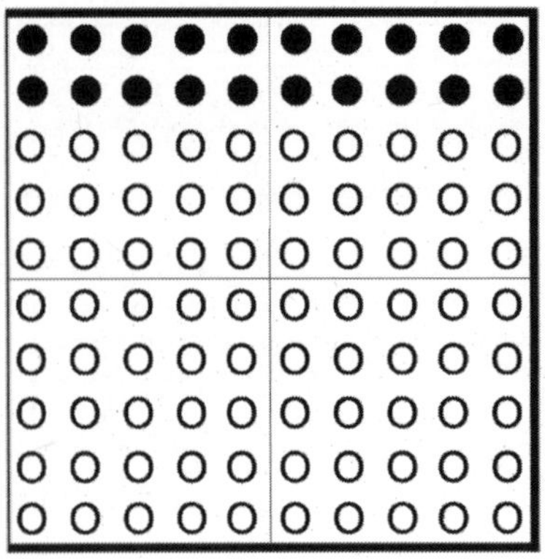
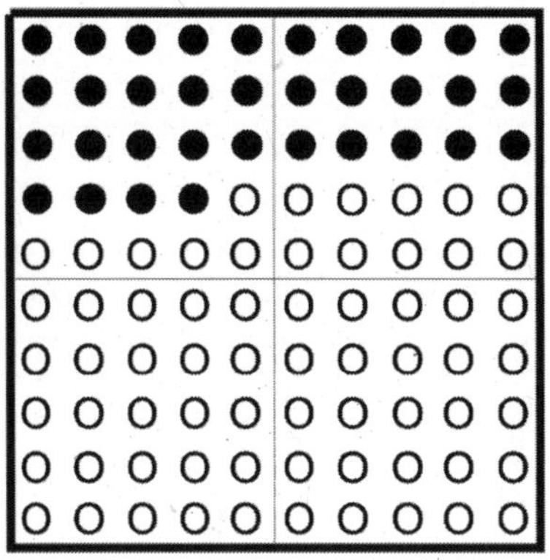
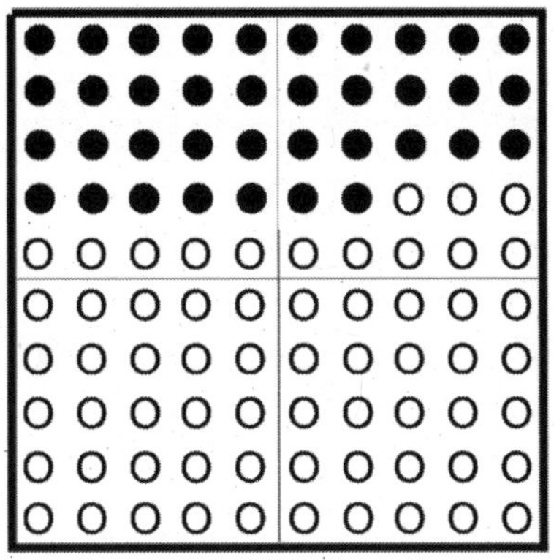

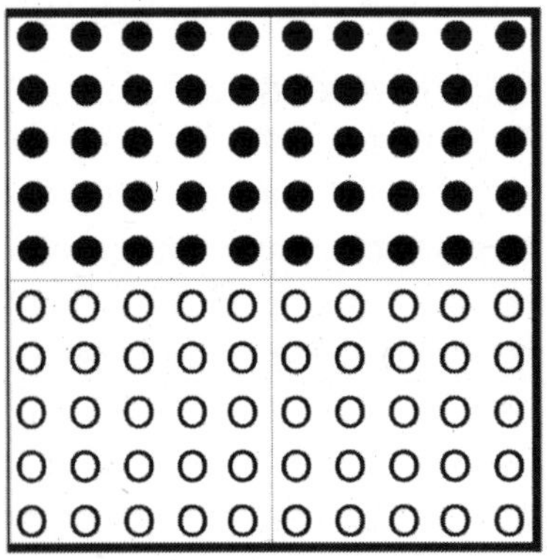
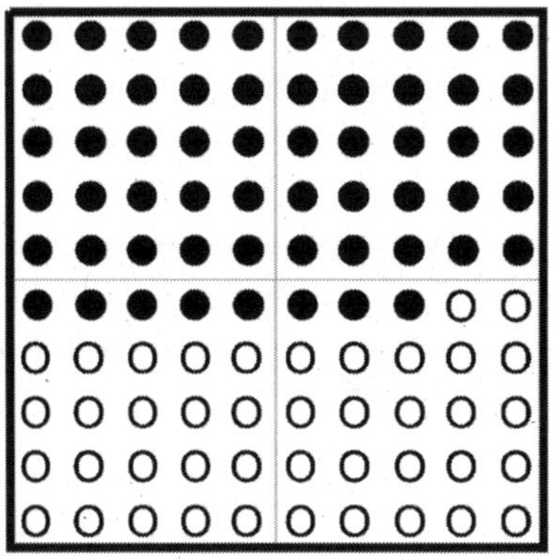
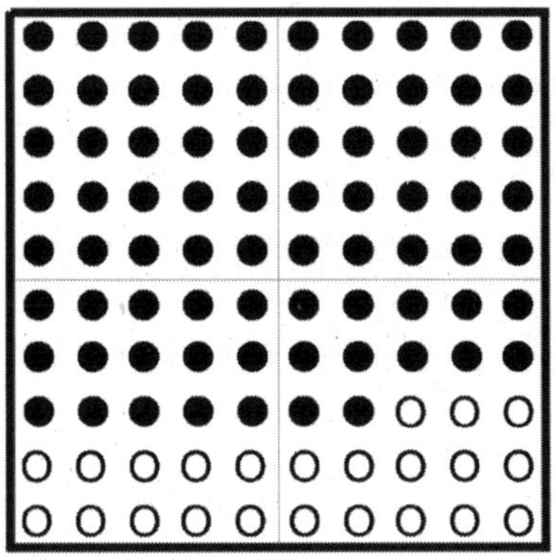

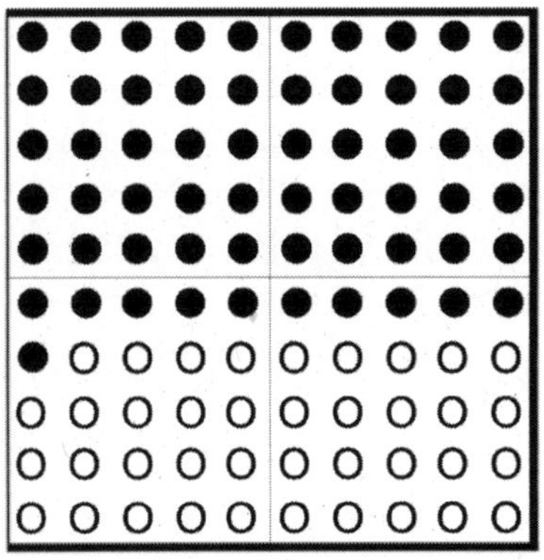
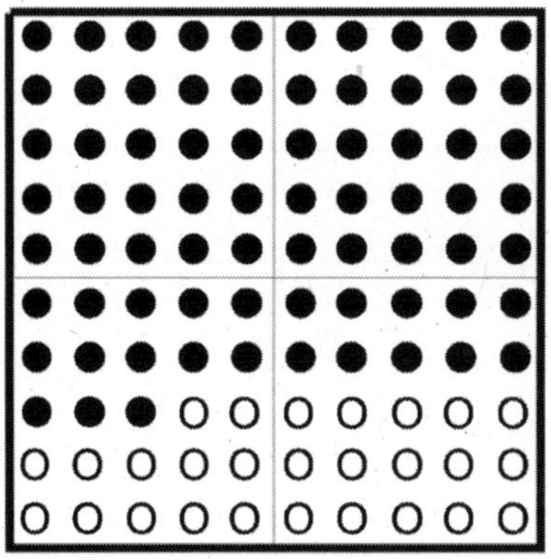
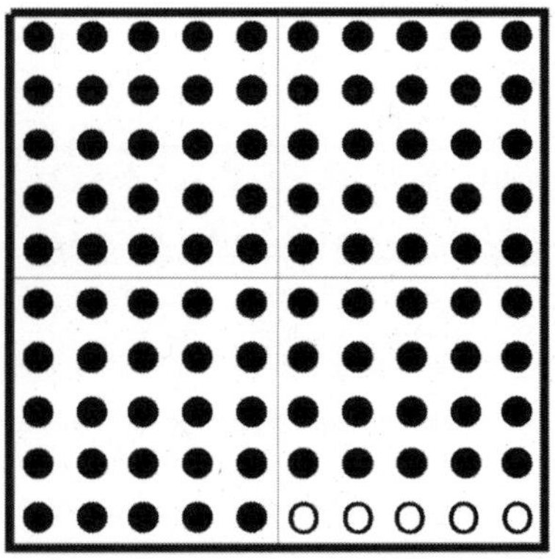

Übungsblatt Punktefeld 4

° Zeichne ein.

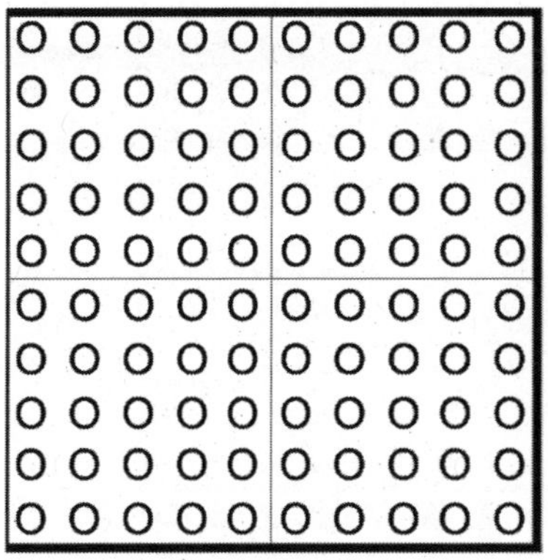

1 2

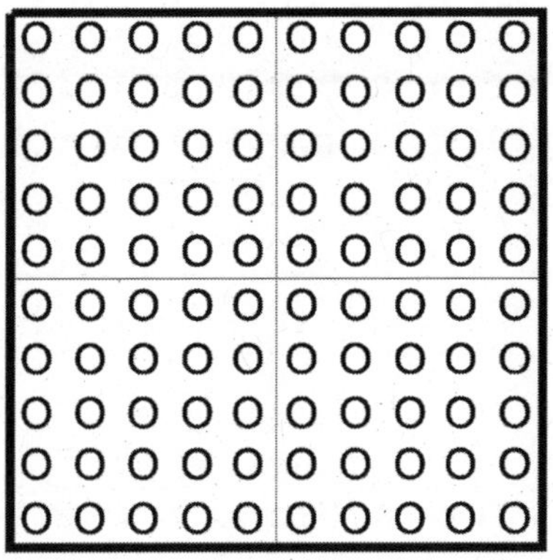

3 8

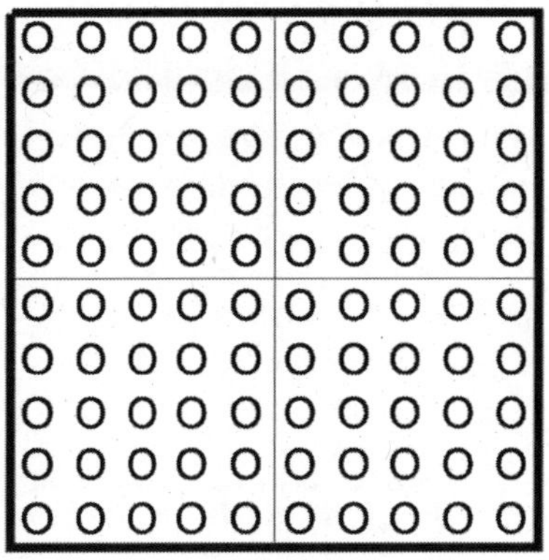

4 5

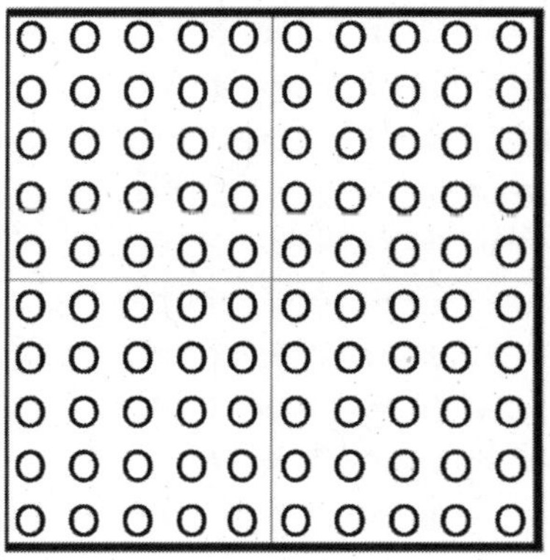

5 0

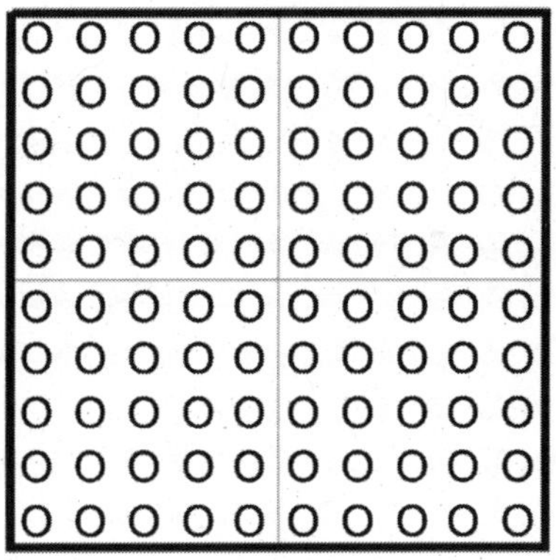

6 4

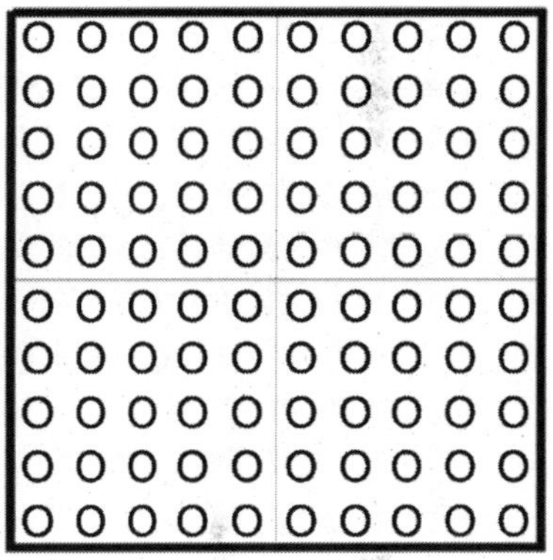

8 1

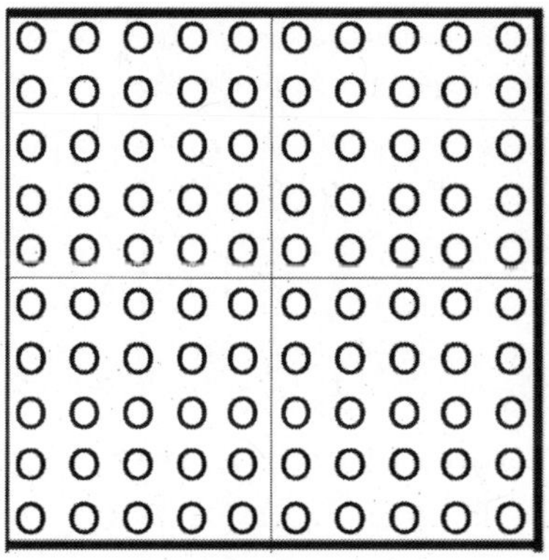

7 5

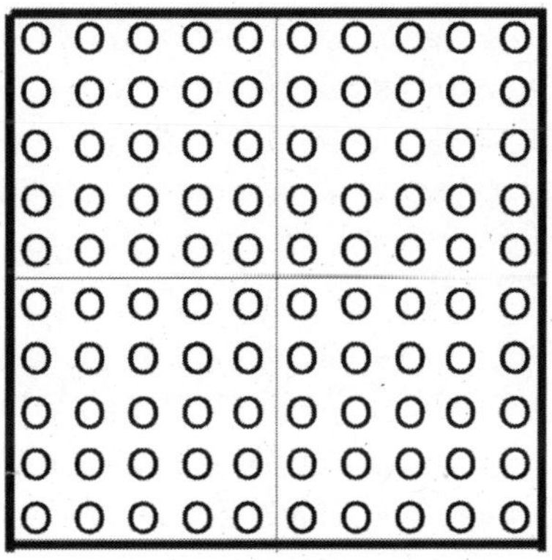

5 7

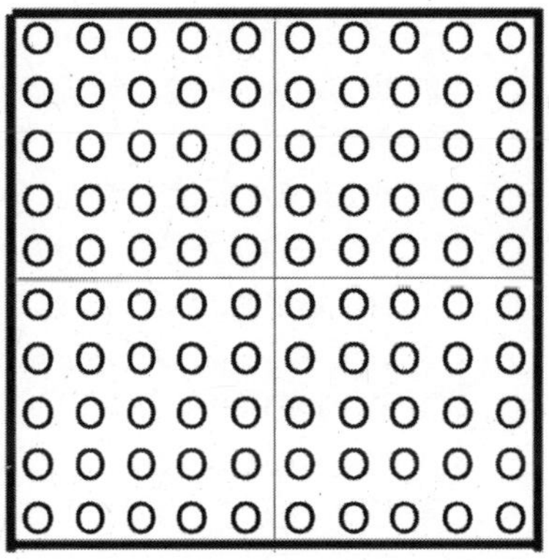

9 9

Übungsblatt Punktefeld 5

° Zähle ab.

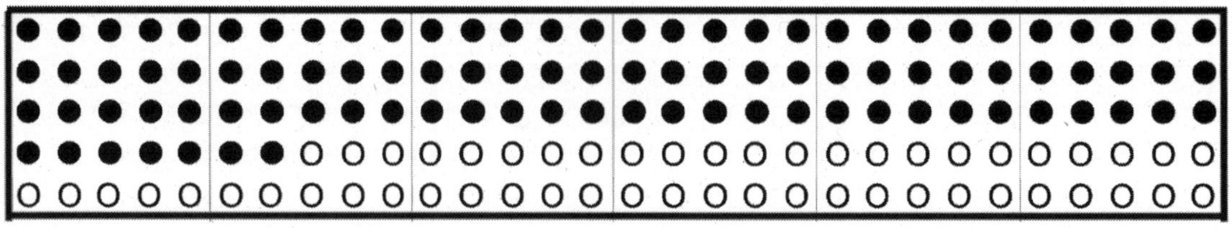

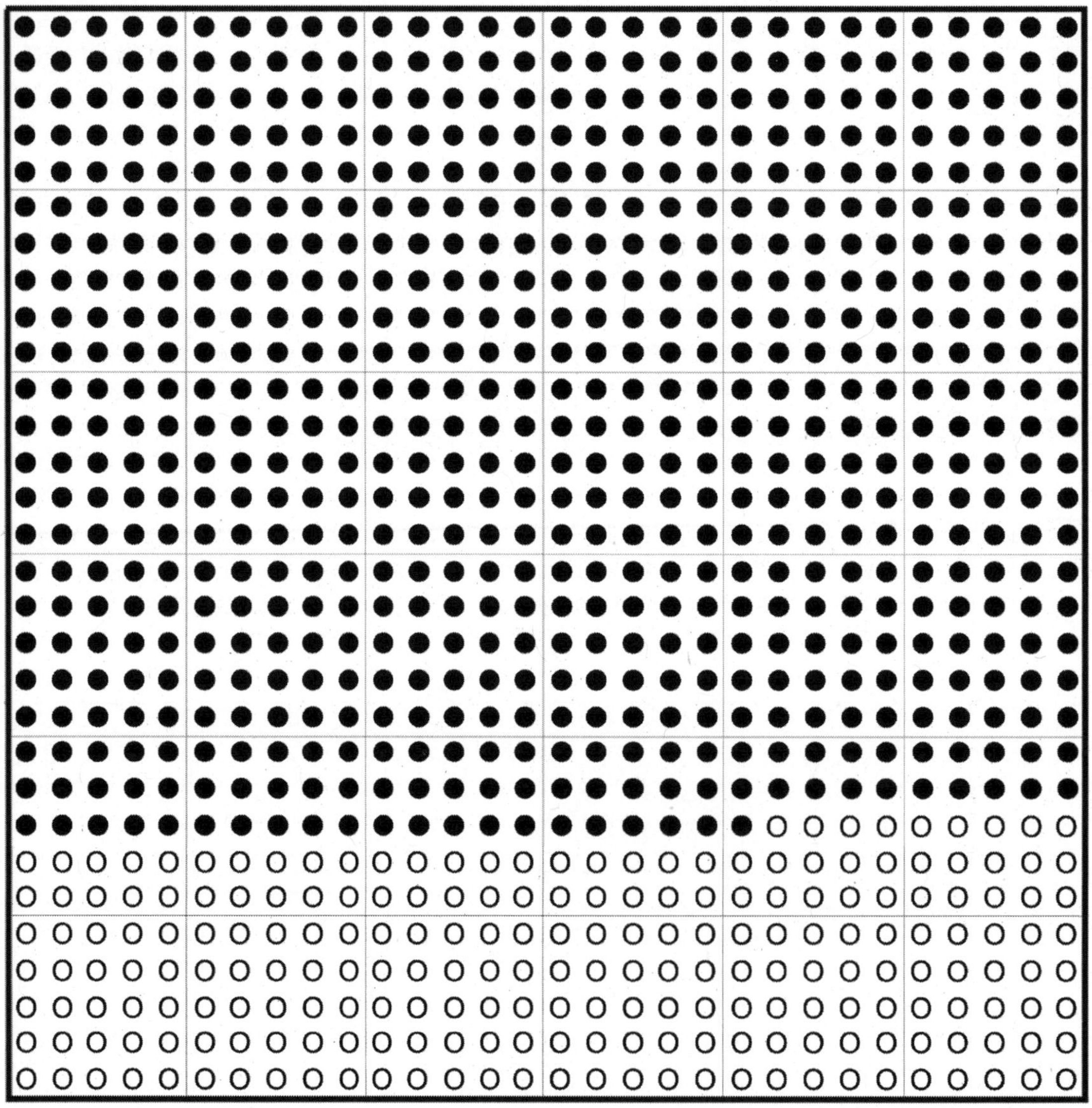

Übungsblatt Punktefeld 6

° Zeichne ein.

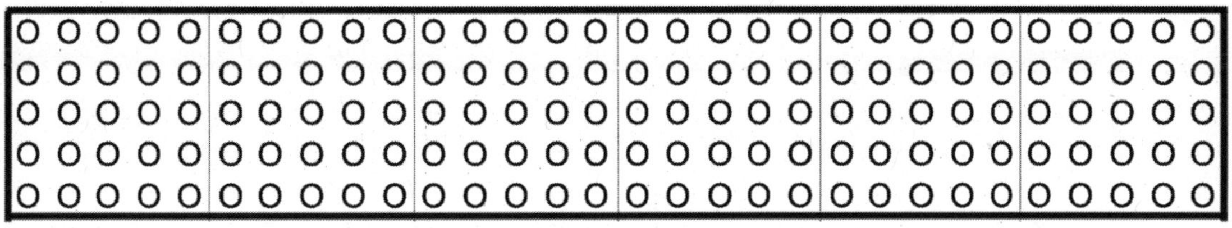

7 8

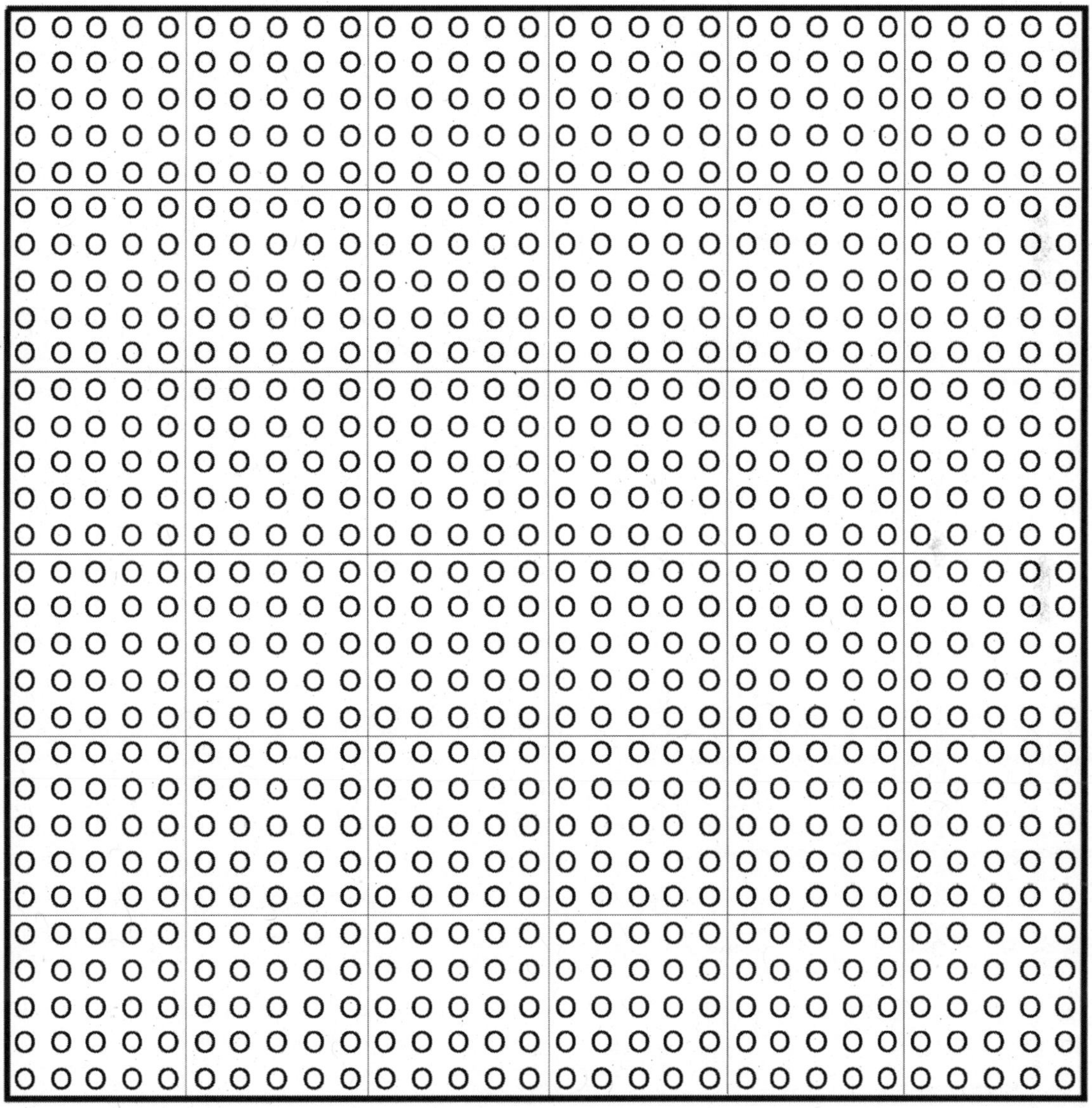

2 4 5

Übungsblatt Muster abmalen 1

° **Zeichne das Muster ab.**

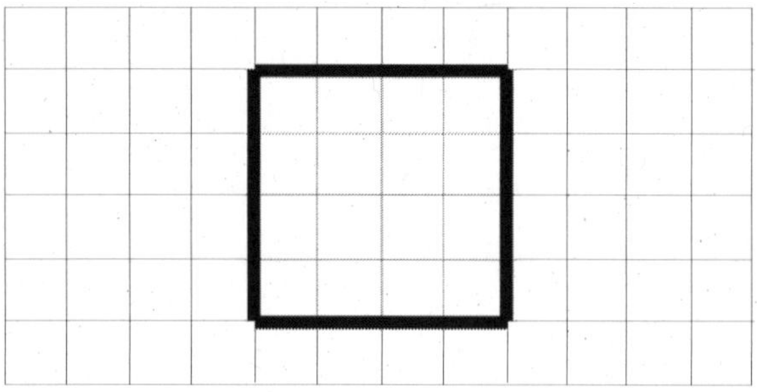

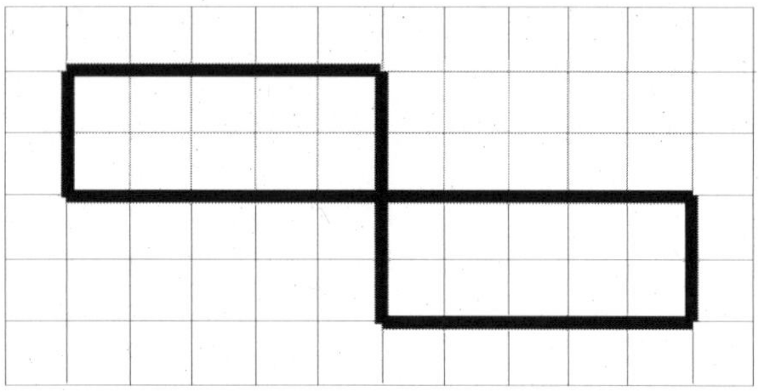

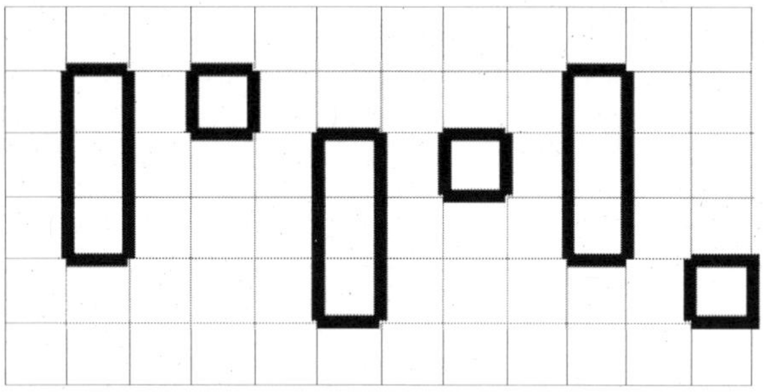

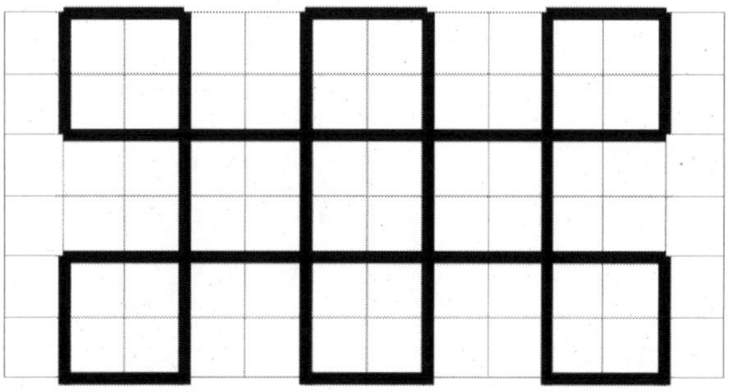

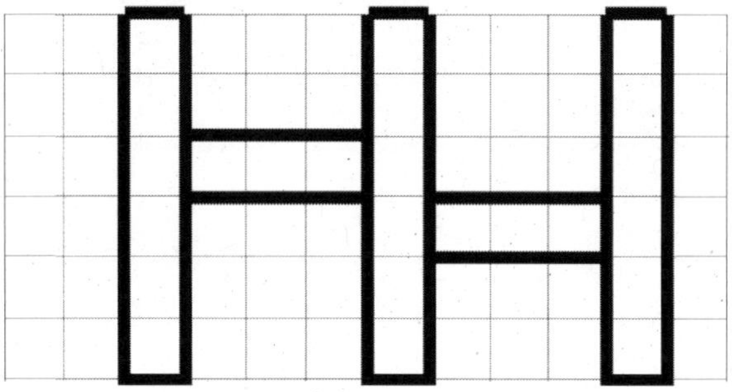

Übungsblatt Muster abmalen 2

° **Zeichne das Muster ab.**

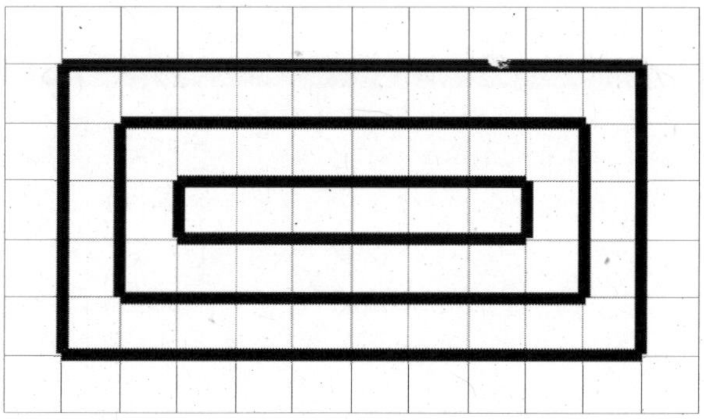

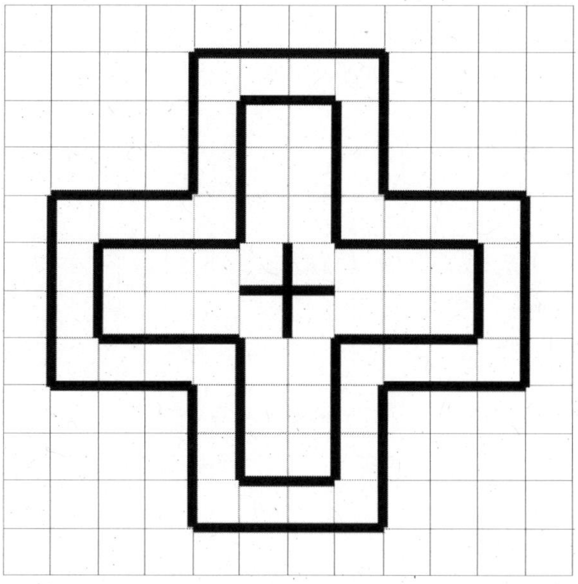

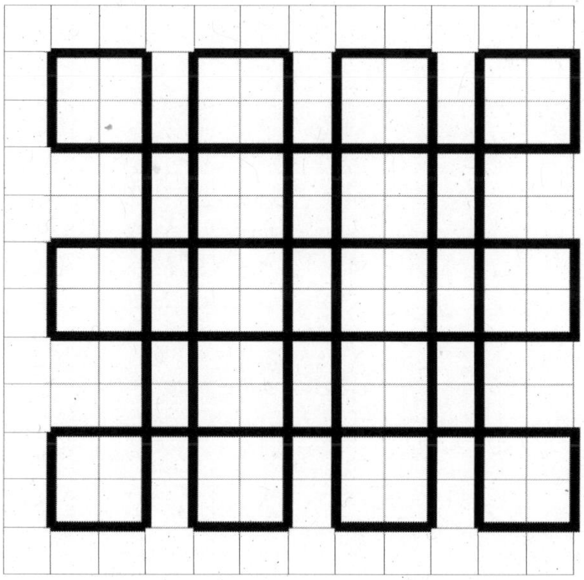

Übungsblatt Muster abmalen 3

° **Zeichne das Muster ab.**

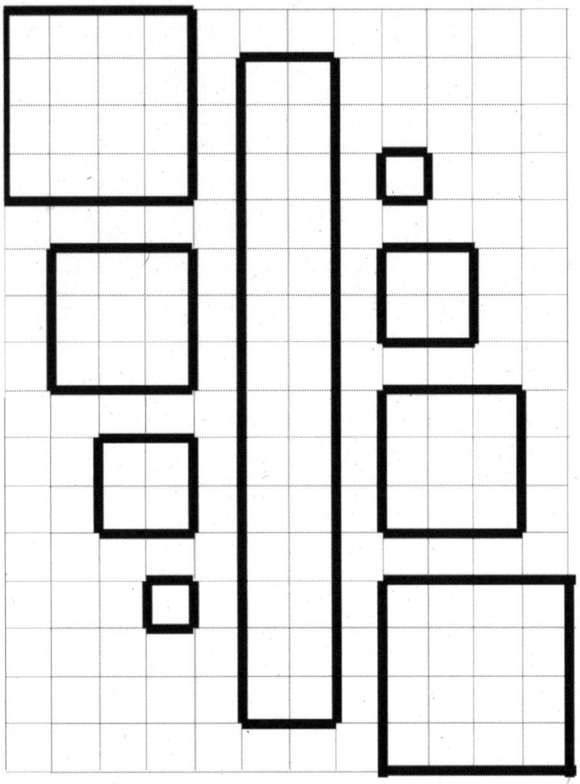

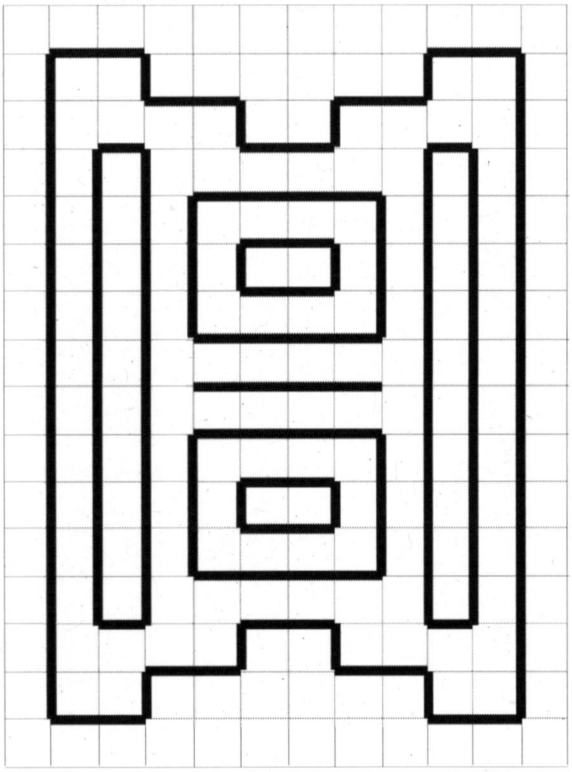

Sitzung 5 Grundlagentraining
Wörterketten und Unpassendes streichen

STUNDENAUFBAU | ENTSPANNUNGSPHASE

ENTSPANNUNGSPHASE	5 Minuten
INFORMATIONSPHASE	5 Minuten
ARBEITSPHASE	20 Minuten
RÜCKMELDEPHASE	5 Minuten
SPIELPHASE	10 Minuten

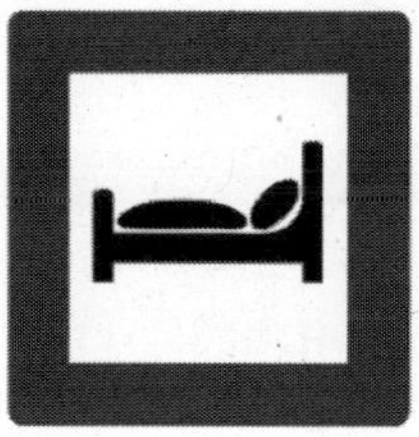

Stundenaufbau
Hängen Sie den Stundenverlauf für alle gut sichtbar an der Wand auf.

Entspannungsphase
Beginnen Sie die Sitzung mit der Entspannungsinstruktion in der Langform.

INFORMATIONSPHASE + REGELN + SIGNALKARTEN

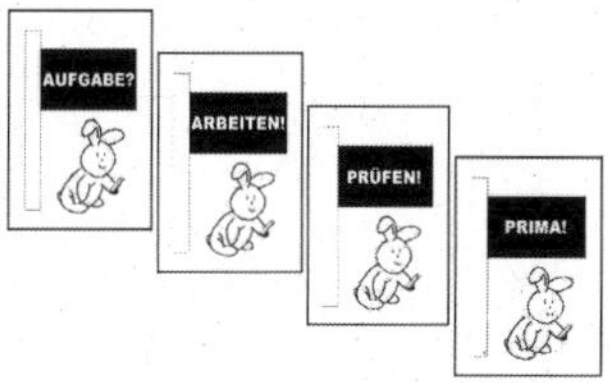

Informationsphase
Thema: Wörterketten und Unpassendes streichen

Regeln
Befestigen Sie die Regeln für alle gut sichtbar an der Wand.

Signalkarten
Verwenden Sie die Signalkarten „Arbeiten!“ und „Prüfen!“

ARBEITSPHASE

Übungsblätter
Übungsblatt Wörterketten 1
Übungsblatt Wörterketten 2
Übungsblatt Wörterketten 3
Übungsblatt Unpassendes streichen 1
Übungsblatt Unpassendes streichen 2

Arbeitsphase
Erinnern Sie eingangs wieder an die Verwendung der beiden Signalkarten „Arbeiten!“ und „Prüfen!“. Danach beginnen Sie mit den ersten Übungsblättern zu den Wörterketten:
„Heute wollen wir Wörterketten bilden. Dabei sollt ihr etwas aufzählen, und zwar so, dass ihr mit dem Anfangsbuchstaben A beginnt, dann kommt das B, dann das C und so fort. Das geht so ähnlich wie das Spiel Stadt-Land-Fluss. Alle arbeiten gleichzeitig. Noch eine Frage? Dann los!“
Anschließend benutzen Sie die Übungsblätter Unpassendes streichen:
„Bei den nächsten Aufgaben seht ihr mehrere Wörter in einer Reihe. Eines passt aber nicht zu den anderen. Das sollt ihr herausfinden und durchstreichen. Noch eine Frage? Dann los!“

RÜCKMELDUNGSPHASE SPIELPHASE

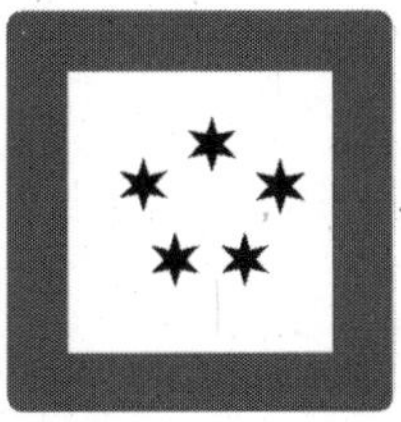

Rückmeldungsphase
Tragen Sie die Sterne mit einem Stift auf dem Rückmeldebogen ein.

Spielphase
Wählen Sie ein kurzes Spiel und verabschieden Sie die Kinder.

Übungsblatt Wörterketten 1

° **Zähle auf und benutze die passenden Anfangsbuchstaben.**

Tiere	Namen	Früchte
A	A	A
B	B	B
C	C	C
D	D	D
E	E	E
F	F	F
G	G	G
H	H	H
I	I	I
J	J	J
K	K	K
L	L	L
M	M	M
N	N	N
O	O	O
P	P	P
Q	Q	Q
R	R	R
S	S	S
T	T	T
U	U	U
V	V	V
W	W	W
X	X	X
Y	Y	Y
Z	Z	Z

Übungsblatt Wörterketten 2

° **Zähle auf und benutze die passenden Anfangsbuchstaben.**

Gemüse	Vögel	Was fliegt?
A	A	A
B	B	B
C	C	C
D	D	D
E	E	E
F	F	F
G	G	G
H	H	H
I	I	I
J	J	J
K	K	K
L	L	L
M	M	M
N	N	N
O	O	O
P	P	P
Q	Q	Q
R	R	R
S	S	S
T	T	T
U	U	U
V	V	V
W	W	W
X	X	X
Y	Y	Y
Z	Z	Z

Übungsblatt Wörterketten 3

° **Zähle auf und benutze die passenden Anfangsbuchstaben.**

Berufe	Städte	-t am Ende
A	A	A
B	B	B
C	C	C
D	D	D
E	E	E
F	F	F
G	G	G
H	H	H
I	I	I
J	J	J
K	K	K
L	L	L
M	M	M
N	N	N
O	O	O
P	P	P
Q	Q	Q
R	R	R
S	S	S
T	T	T
U	U	U
V	V	V
W	W	W
X	X	X
Y	Y	Y
Z	Z	Z

Übungsblatt Unpassendes streichen 1

Eines der vier Worte einer Zeile passt nicht zu den anderen.
Finde es und streiche es durch!

Handtuch Hammer Zange Säge

Flugzeug Hubschrauber Auto Rakete

baden braten kochen backen

Messer Gabel Taschenlampe Löffel

rot grün blau heiß

Baum Blume Pilz Stein

Radio Bohrer Telefon Fernseher

Auto Lampe Motorrad Moped

Hose Schuhe Mantel Kamm

Löffel Bleistift Radierer Lineal

Rad Haus Zelt Hütte

Seife Wasser Shampoo Duschgel

waschen fegen hämmern putzen

heiß kalt warm schwer

Fliege Taube Amsel Spatz

Frühling Sommer August Winter

besser höher gut weiter

Möhre Gurke Kohlrabi Birne

Übungsblatt Unpassendes streichen 2

Eines der vier Worte einer Zeile passt nicht zu den anderen.
Finde es und streiche es durch!

Laterne Ofen Taschenlampe Deckenlampe

Tanne Kiefer Fichte Meise

Februar Mai August Herbst

Besen Bürste Handfeger Zange

Nagel Rosine Schraube Niete

Apfel Bohne Erbse Linse

Tomate Zitrone Orange Aprikose

vorne neben hinter groß

dünn dick klein mein

Trikot Tor Turnschuh Stutzen

Frankreich Deutschland Italien London

Mücke Spinne Ameise Grille

Turm Berg Ebene Tal

Bluse Krawatte Kleid Rock

Meer See Ufer Fluss

Schweiz Wien Lissabon Madrid

Wolke Stern Mond Sonne

Handball Fußball Volleyball Tennis

Sitzung 6 Grundlagentraining
Symbole und Vergleiche

STUNDENAUFBAU | ENTSPANNUNGSPHASE

ENTSPANNUNGSPHASE	5 Minuten
INFORMATIONSPHASE	5 Minuten
ARBEITSPHASE	20 Minuten
RÜCKMELDEPHASE	5 Minuten
SPIELPHASE	10 Minuten

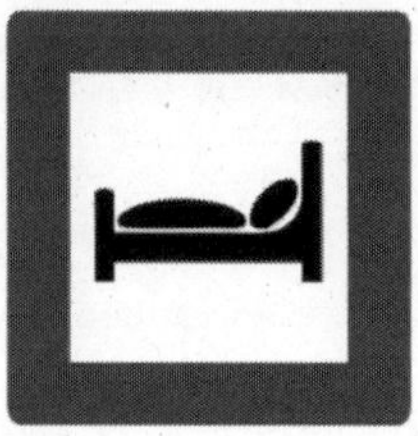

Stundenaufbau
Hängen Sie den Stundenverlauf für alle gut sichtbar an der Wand auf.

Entspannungsphase
Beginnen Sie die Sitzung mit der Entspannungsinstruktion in der Langform.

INFORMATIONSPHASE + REGELN + SIGNALKARTEN

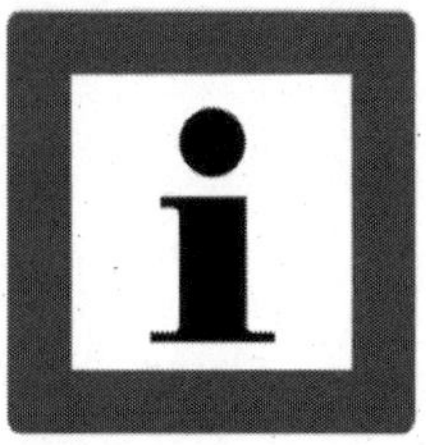

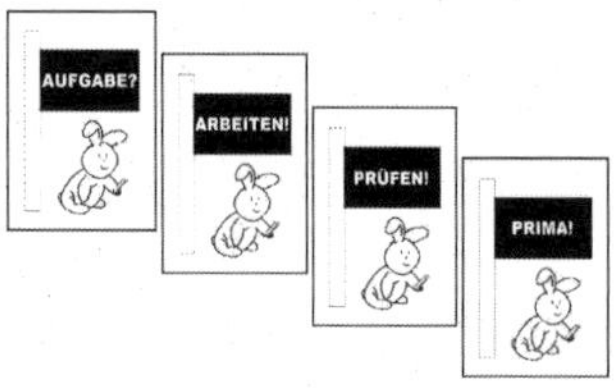

Informationsphase
Thema: Symbole und Vergleichen

Regeln
Befestigen Sie die Regeln für alle gut sichtbar an der Wand.

Signalkarten
Verwenden Sie die Signalkarten „Arbeiten!“ und „Prüfen!“.

ARBEITSPHASE

Übungsblätter
Übungsblatt Symbole 1
Übungsblatt Symbole 2
Übungsblatt Symbole 3
Übungsblatt Symbole 4
Übungsblatt Vergleichen 1
Übungsblatt Vergleichen 2
Übungsblatt Vergleichen 3
Übungsblatt Vergleichen 4

Arbeitsphase
Erinnern Sie eingangs an die Verwendung der beiden Signalkarten „Arbeiten!“ und „Prüfen!“. Danach beginnen Sie mit den ersten Übungsblättern zu den Symbolen:
„Oben auf dem Blatt seht ihr Symbole mit den Zahlen 1, 2, 3 und so weiter. Darunter sollt ihr den Symbolen die passende Zahl zuordnen, indem ihr sie darunter auf die Linie schreibt. Daraus ergeben sich Rechenaufgaben, die ihr lösen müsst. Das Ergebnis schreibt ihr hinter das Gleichheitszeichen. Alle arbeiten gleichzeitig. Noch eine Frage? Dann los!“
Anschließend benutzen Sie die Übungsblätter Vergleichen:
„Bei den nächsten Aufgaben müssen Würfel/Zahlen und später Aufgaben miteinander verglichen werden. Ihr sollt entscheiden, welche größer bzw. kleiner ist oder ob sie gleich groß sind. Dann schreibt ihr das passende Symbol in die Mitte. Alle arbeiten gleichzeitig. Noch eine Frage? Dann los!“

RÜCKMELDUNGSPHASE SPIELPHASE

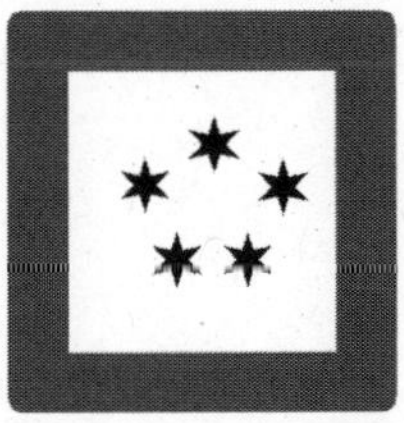

Rückmeldungsphase
Tragen Sie die Sterne mit einem Stift auf dem Rückmeldebogen ein.

Spielphase
Wählen Sie ein kurzes Spiel und verabschieden Sie die Kinder.

Übungsblatt Symbole 1

- Ordne dem Symbol die richtige Zahl zu.
- Löse die Aufgabe.

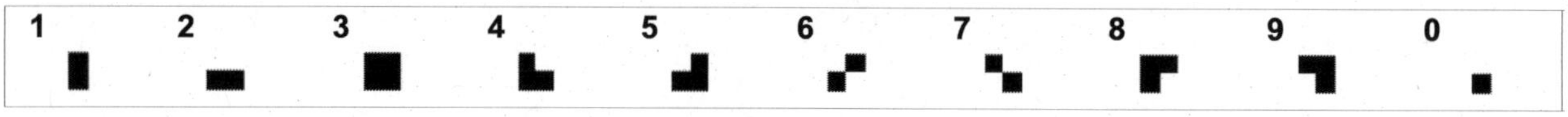

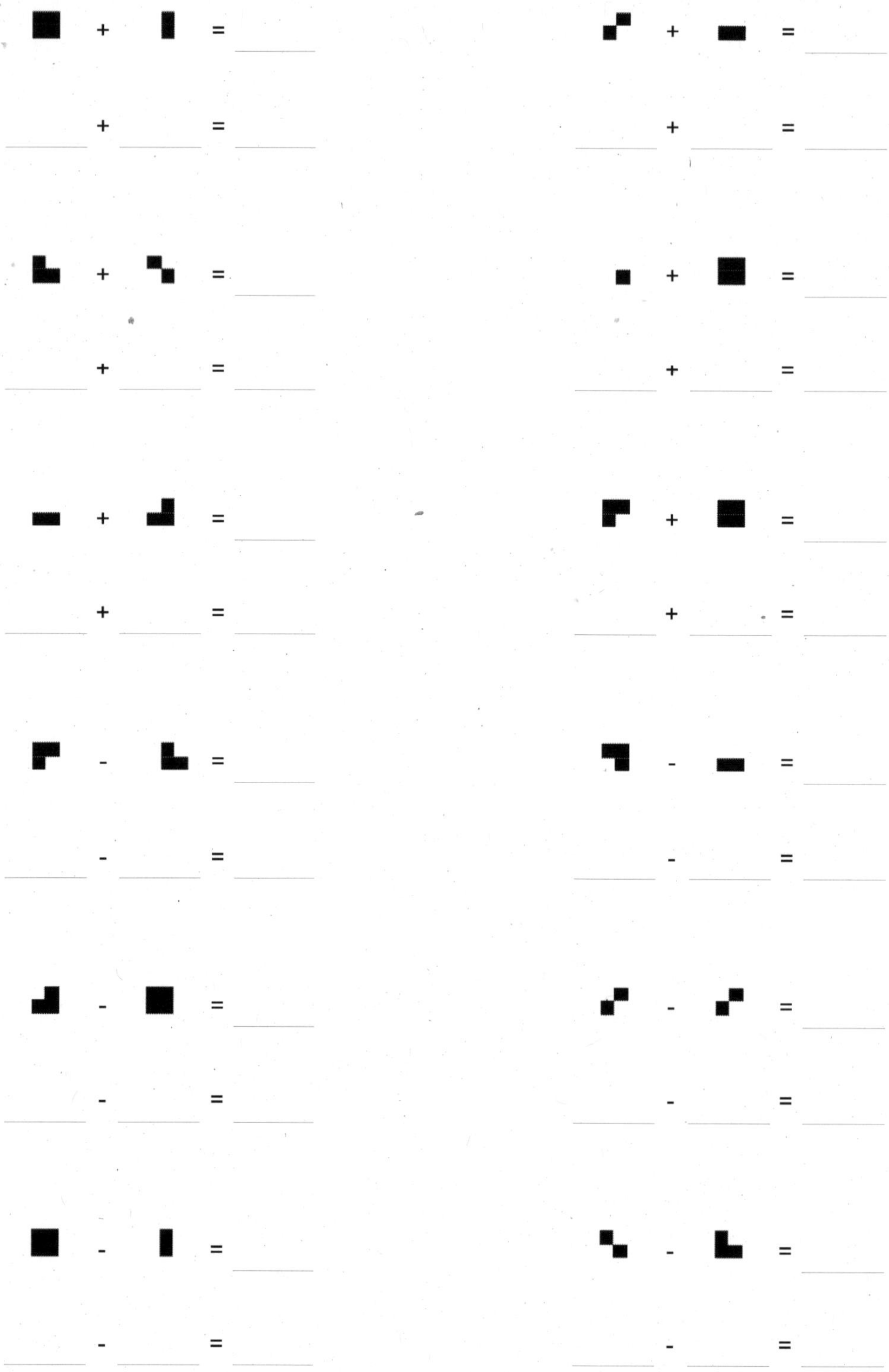

Übungsblatt Symbole 2

- Ordne dem Symbol die richtige Zahl zu.
- Löse die Aufgabe.

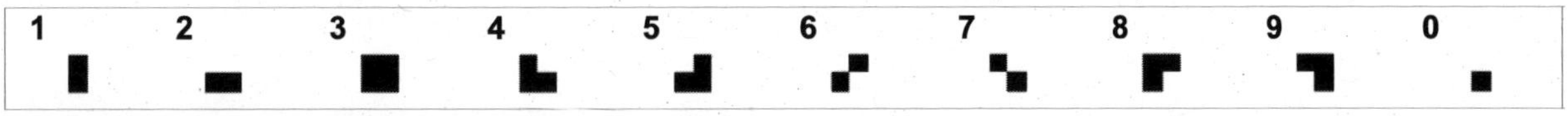

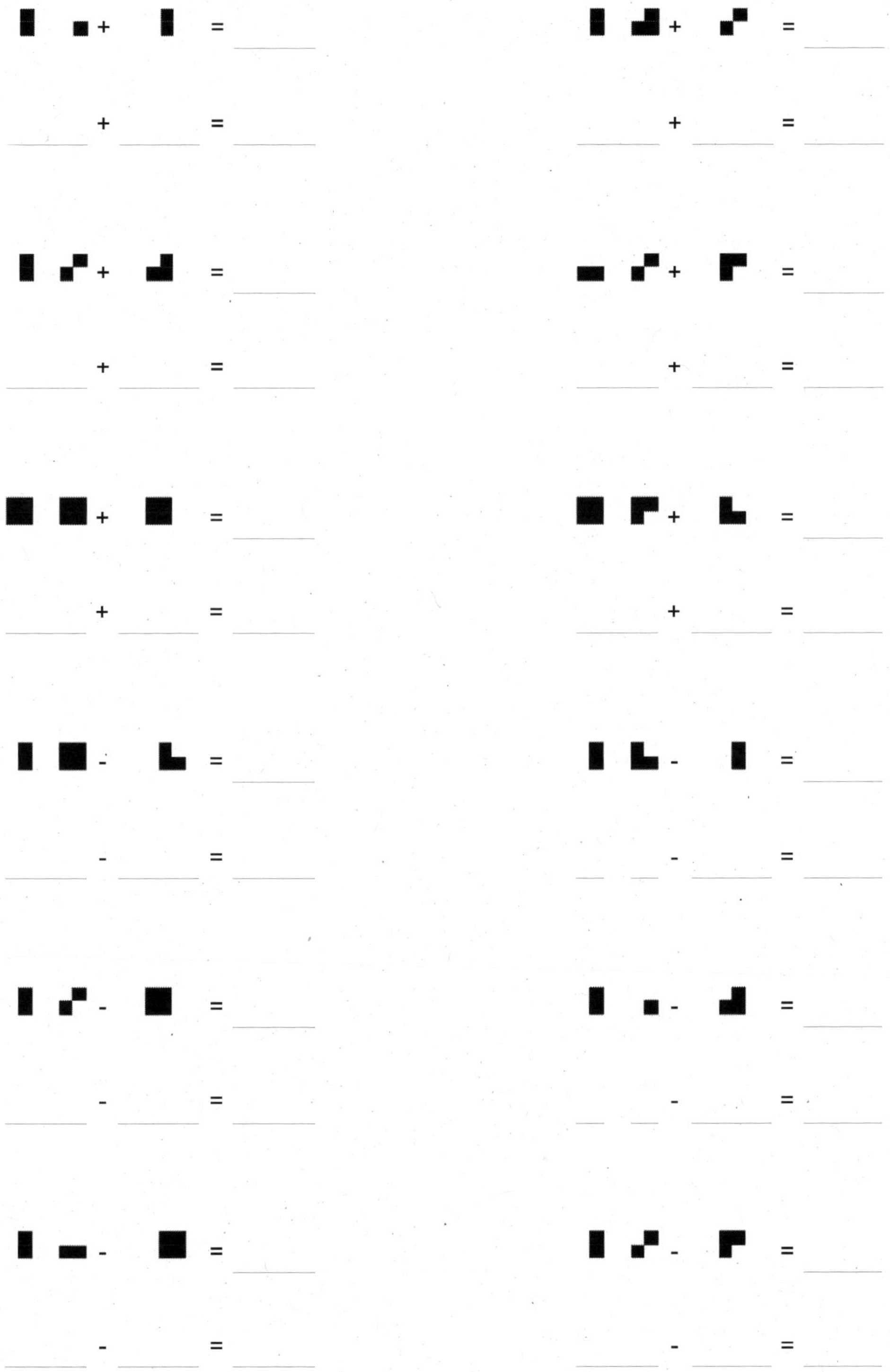

Übungsblatt Symbole 3

- Ordne dem Symbol die richtige Zahl zu.
- Löse die Aufgabe.

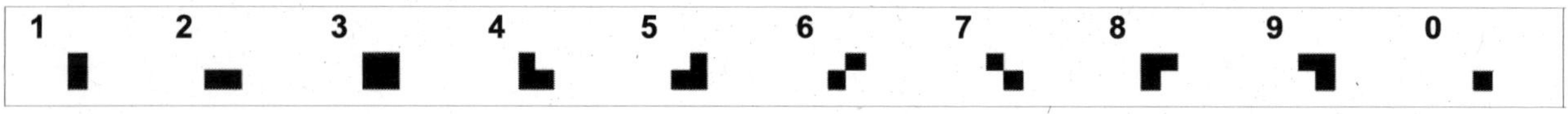

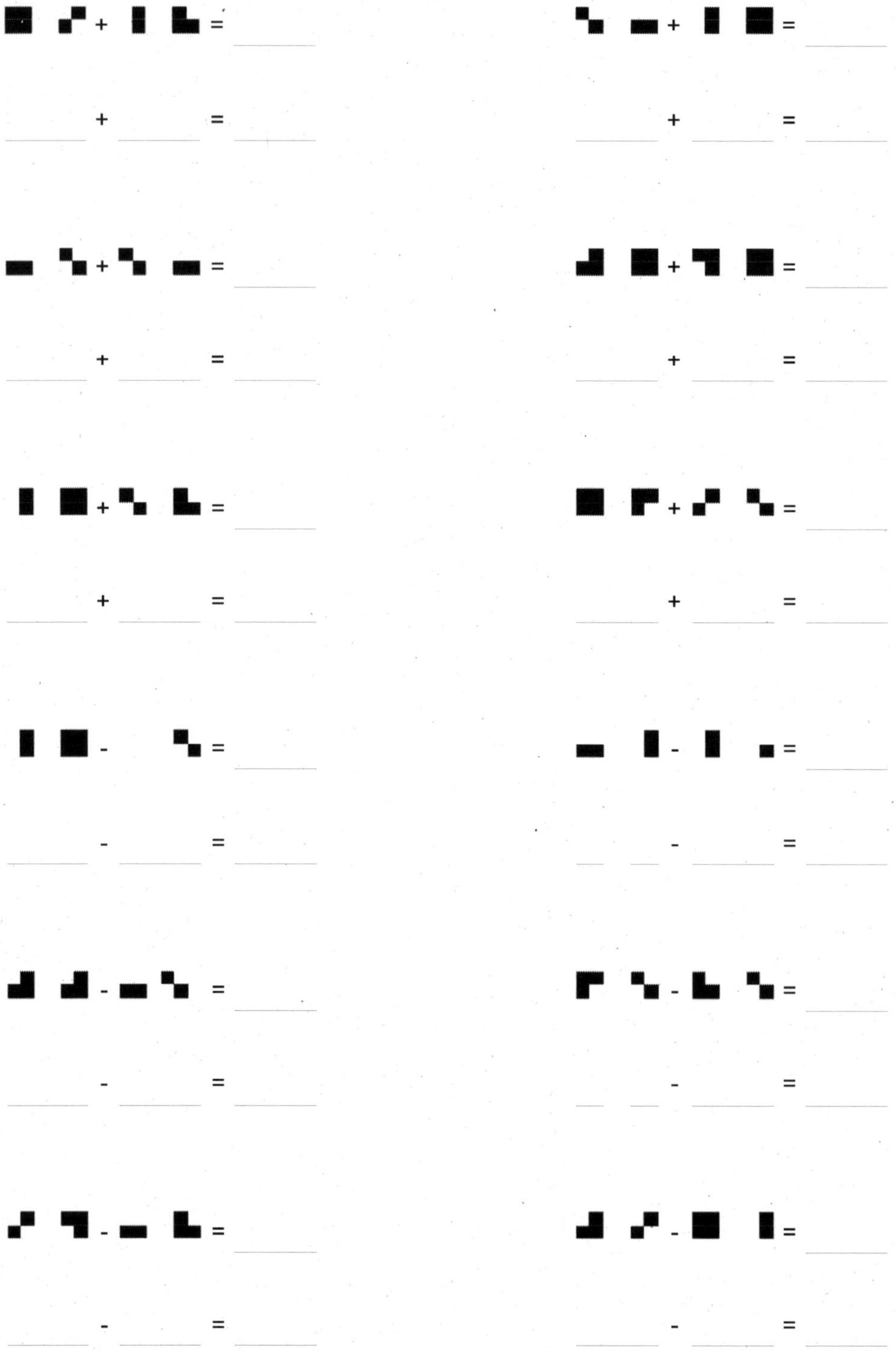

Übungsblatt Symbole 4

- Ordne dem Symbol die richtige Zahl zu.
- Löse die Aufgabe.

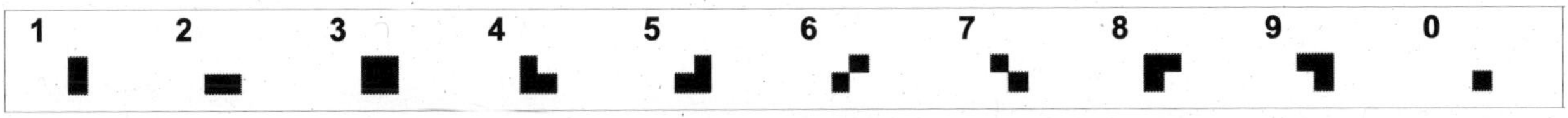

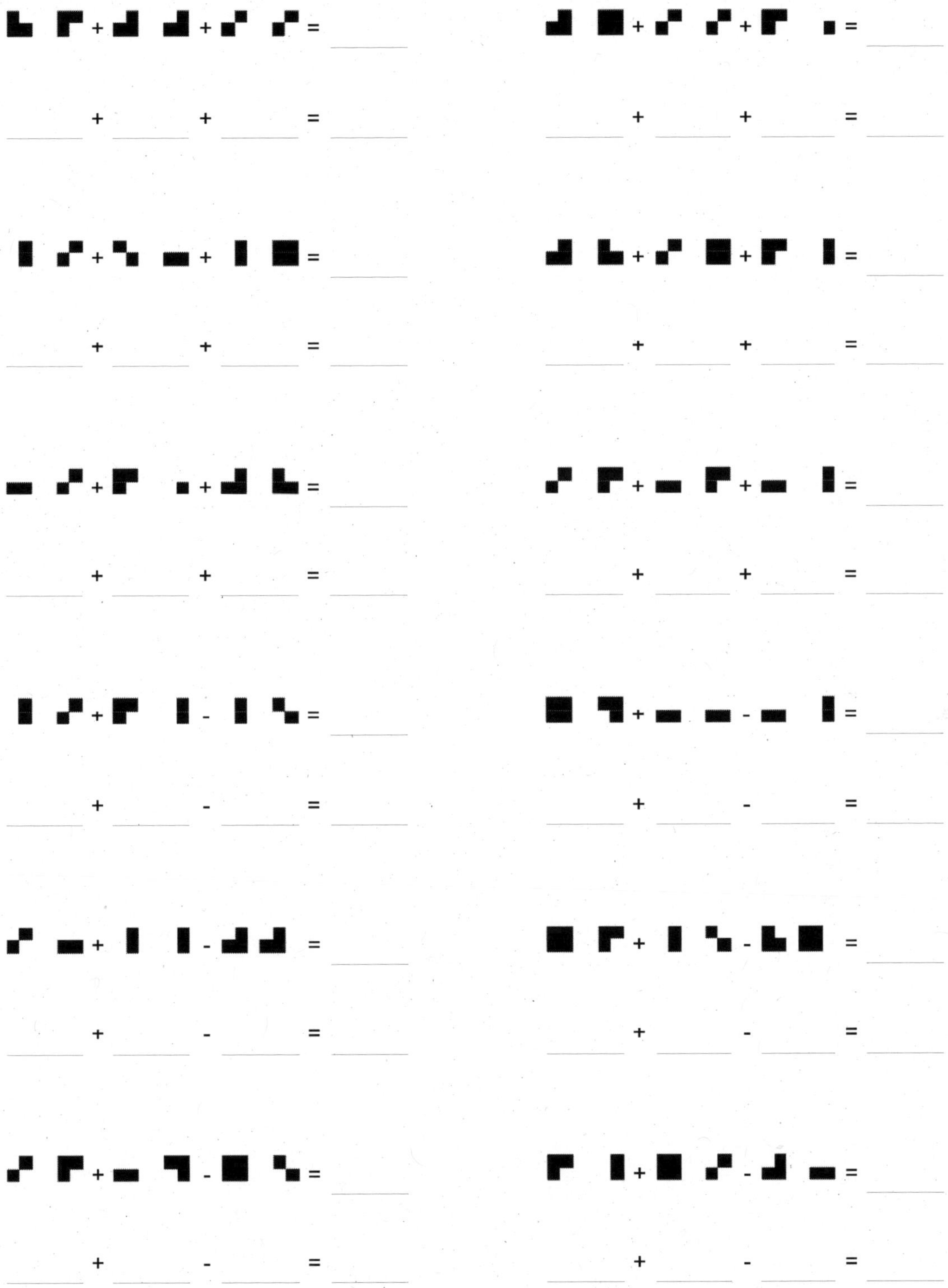

Übungsblatt Vergleichen 1

° Vergleiche die Mengen. **<   =   >**

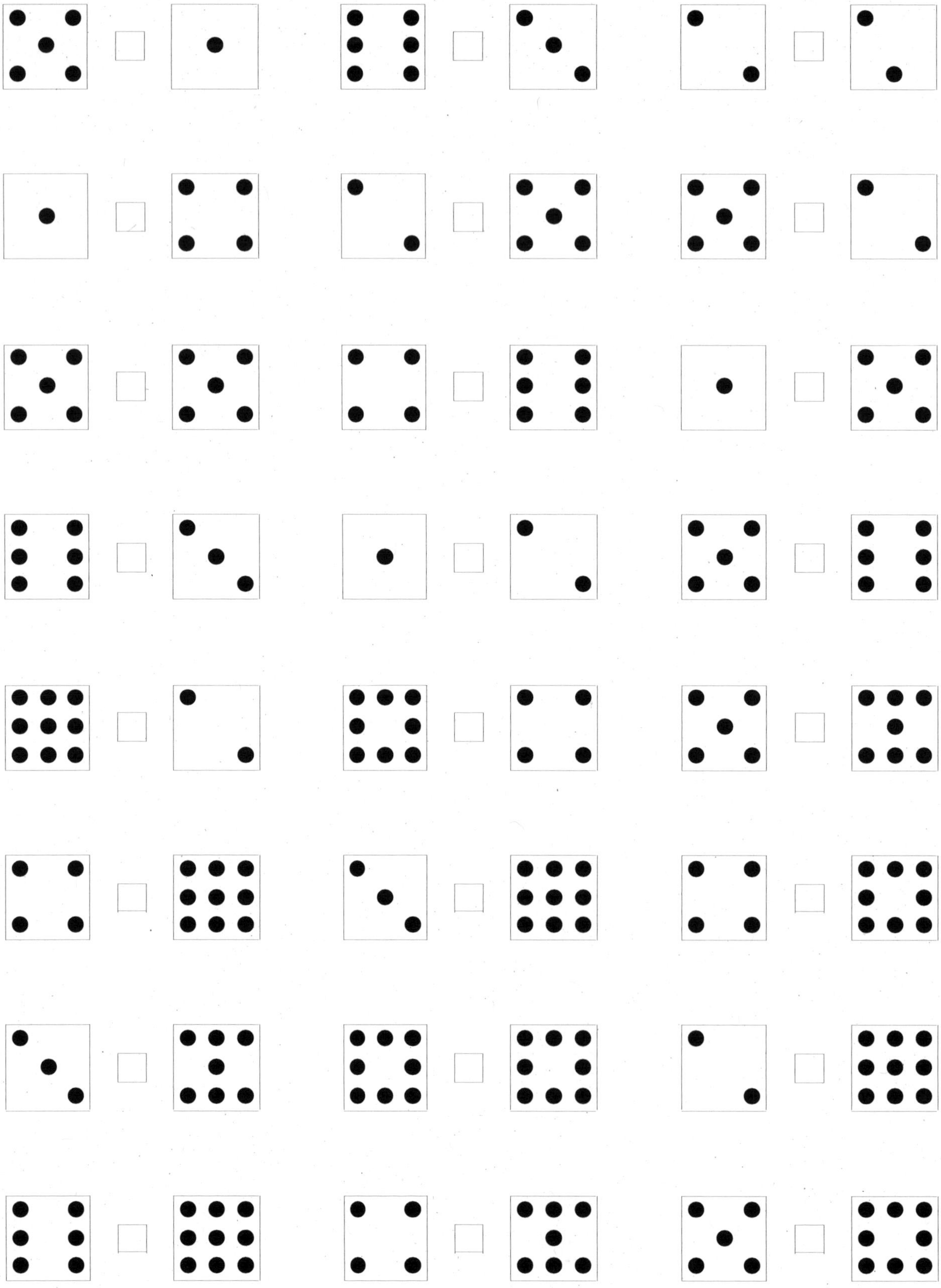

Übungsblatt Vergleichen 2

° **Vergleiche die Zahlen.** < = >

2	□	5	1	□	6	3	□	4	5	□	5
6	□	6	2	□	2	6	□	0	3	□	1
7	□	2	8	□	1	6	□	6	9	□	7
8	□	5	7	□	7	9	□	3	4	□	6
1	□	0	5	□	9	8	□	2	3	□	7

° **Vergleiche die Zahlen.** < = >

12	□	9	15	□	17	13	□	11
9	□	14	14	□	18	20	□	12
15	□	16	13	□	13	14	□	8
11	□	12	12	□	19	6	□	11
18	□	20	10	□	14	18	□	14

° **Vergleiche die Zahlen.** < = >

12	□	9	15	□	17	13	□	11
9	□	14	14	□	18	20	□	12
15	□	16	13	□	13	14	□	8
11	□	12	12	□	19	6	□	11
18	□	20	10	□	14	18	□	14

Übungsblatt Vergleichen 3

° Vergleiche die Zahlen. < = >

55	□	64	60	□	87	72	□	25
38	□	11	35	□	19	59	□	28
77	□	93	94	□	21	43	□	87
22	□	80	46	□	36	94	□	32
16	□	49	28	□	55	20	□	11

° Vergleiche die Zahlen. < = >

175	□	660	50	□	541	431	□	706
25	□	341	247	□	98	930	□	622
986	□	979	426	□	183	265	□	584
614	□	437	771	□	835	147	□	896
430	□	208	302	□	914	137	□	318

° Vergleiche die Aufgaben. < = >

5 + 6	□	40	9 + 7	□	19	20	□	6 + 5
4 + 2	□	21	11	□	3 + 1	2 + 5	□	12
8	□	9 + 9	8 + 6	□	11	7 + 9	□	16
27 + 9	□	41	57	□	8 + 40	32	□	9 + 48
82 + 6	□	90	78	□	63 + 8	55	□	27 + 4

Übungsblatt Vergleichen 4

° **Vergleiche die Aufgaben.** **< = >**

9 - 1	□	4	4 - 4	□	8	4	□	8 - 2
3 - 2	□	5	1	□	6 - 5	7 - 3	□	5
10	□	19 - 9	8 - 1	□	8	18 - 6	□	11
24 - 8	□	15	22	□	29 - 6	25	□	28 - 3
38 - 7	□	30	43	□	51 - 7	55	□	67 - 9

° **Vergleiche die Aufgaben.** **< = >**

11 + 8	□	16 + 4	49 + 7	□	56 + 4
29 + 7	□	34 + 4	64 + 8	□	75 + 1
49 + 85	□	86 + 42	22 + 11	□	12 + 19
63 + 83	□	72 + 34	30 + 74	□	24 + 84
49 + 28	□	12 + 77	52 + 98	□	76 + 67
52 + 43	□	179 - 88	136 - 14	□	26 + 80
16 + 72	□	157 - 51	174 - 55	□	66 + 69
129 - 78	□	23 + 27	47 + 60	□	158 - 64
188 - 27	□	172 - 14	128 - 54	□	108 - 46
105 - 83	□	116 - 72	142 - 18	□	121 - 37

Das Aufbautraining

Das Aufbautraining im Überblick:

Sitzung 7 Aufbautraining: Rechenpyramiden

Sitzung 8 Aufbautraining: Reihen fortsetzen

Sitzung 9 Aufbautraining: Abschreibtext

Sitzung 10 Aufbautraining: Ordnen

Sitzung 11 Aufbautraining: Textverständnis

Sitzung 12 Aufbautraining: Rechenaufgaben

Sitzung 13 Aufbautraining: Diktat

Sitzung 14 Aufbautraining: Auswendig lernen

Sitzung 15 Aufbautraining: Rückblick und Abschluss

Sitzung 7 Aufbautraining
Rechenpyramiden

STUNDENAUFBAU ENTSPANNUNGSPHASE

ENTSPANNUNGSPHASE	5 Minuten
INFORMATIONSPHASE	5 Minuten
ARBEITSPHASE	20 Minuten
RÜCKMELDEPHASE	5 Minuten
SPIELPHASE	10 Minuten

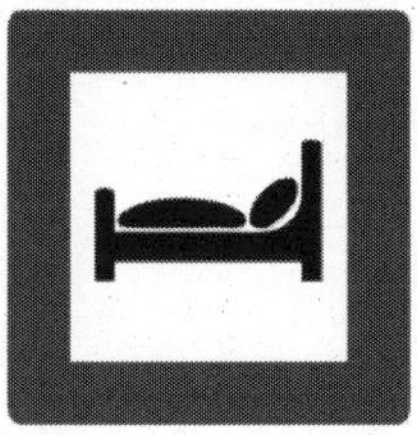

Stundenaufbau
Hängen Sie den Stundenverlauf für alle gut sichtbar an der Wand auf.

Entspannungsphase
Beginnen Sie die Sitzung mit der Entspannungsinstruktion.
Wählen Sie ab heute die Kurzform.

INFORMATIONSPHASE + REGELN + SIGNALKARTEN

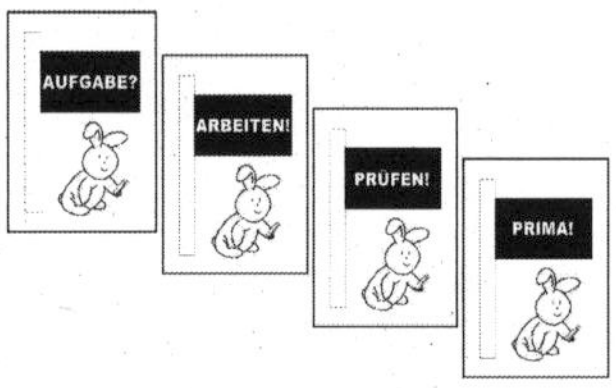

Informationsphase
Thema: Rechenpyramiden

Regeln
Befestigen Sie die Regeln für alle gut sichtbar an der Wand.

Signalkarten
Verwenden Sie die Signalkarten „Arbeiten!“ und „Prüfen!“.
Führen Sie die Signalkarten „Aufgabe?“ und „Prima!“ ein mit den Worten:
„Wir wollen in den kommenden Stunden vor jeder Arbeitsaufgabe die Signalkarten ‚Aufgabe?‘ und ‚Prima!‘ einsetzen. Seht sie euch bitte einmal an *(Sie geben die Karte den Kindern)*. Ihr seht darauf Bruno, das Kaninchen, und darüber die anderen Aufforderungen. Zu Beginn einer Übungsphase decken wir als Erstes die Karte ‚Aufgabe?‘ auf, und ihr benennt laut den Arbeitsauftrag – vielleicht mit eigenen Worten. Ihr dreht sie wieder um, dann folgen die Karten ‚Arbeiten!‘ und ‚Prüfen!‘ wie sonst auch. Zum Schluss sollt ihr eure Leistung selbst wertschätzen, daran erinnert uns die Karte ‚Prima!‘. Wir werden das gleich anwenden, ihr habt ja schon eine Menge Übung darin.“

ARBEITSPHASE

Übungsblätter
Übungsblatt Rechenpyramiden 1
Übungsblatt Rechenpyramiden 2
Übungsblatt Rechenpyramiden 3

Arbeitsphase
Teilen Sie als Nächstes die neuen Signalkarten aus:
„Als Erstes malt bitte die Karte ‚Aufgabe?' rot und die Karte ‚Prima!' grün an und schreibt euren Namen darauf."
Üben Sie anschließend die Anwendung aller Signalkarten mit den Arbeitsblättern:
„Ich habe jetzt ein Übungsblatt mit Rechenpyramiden oder Rechenmauern, wie ihr sie vielleicht aus der Schule kennt. Ihr sollt dabei nebeneinanderliegende Zahlen zusammenzählen und das Ergebnis in das Feld darüber eintragen. Denkt bitte daran: Es ist nicht so wichtig, schnell zu sein, aber ihr sollt euch an die Reihenfolge der Zahlen halten.
Als Erstes üben wir gemeinsam und ich gebe laut die Kommandos. Seid ihr so weit? Dann dreht bitte zuallererst die rote Signalkarte um: ‚Aufgabe?' ... *(Name)* wiederhole bitte die Aufgabe ... Danke. Jetzt zurückdrehen und die gelbe Karte: Arbeiten! ... Wenn ihr mit der ersten Pyramide fertig seid, die blaue Karte: Prüfen! ... Alle fertig? Dann die grüne Karte: Prima! Das habt ihr gut gemacht!"
Im Anschluss daran werden die nächsten Zahlenmauern gerechnet und das Prinzip der vier Karten darauf angewendet:
„Jetzt macht jeder für sich weiter und flüstert sich die Kommandos wie gewohnt leise zu – natürlich alle vier – vergesst bitte nicht, dabei die Karten umzudrehen. Dann los!"

RÜCKMELDUNGSPHASE SPIELPHASE

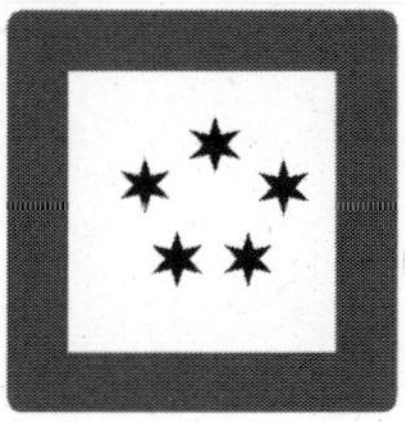

Rückmeldungsphase
Tragen Sie die Sterne mit einem Stift auf dem Rückmeldebogen ein.

Spielphase
Wählen Sie ein kurzes Spiel und verabschieden Sie die Kinder.

Übungsblatt Rechenpyramiden 1

- **Addiere Zahlen aus nebeneinanderstehenden Kästchen.**
- **Trage das Ergebnis jeweils in das Kästchen darüber ein.**

5 4 0 9

3 5 2 7

1 3 6 4

0 5 8 2

4 3 7 1

3 6 2 1

3 1 2 6

5 2 4 8

7 0 9 2

7 4 9 1 2

0 4 6 3 5

3 1 4 7 2

2 8 3 4 6

0 2 1 7 4 3

6 2 5 3 1

Übungsblatt Rechenpyramiden 2

- Addiere Zahlen aus nebeneinanderstehenden Kästchen.
- Trage das Ergebnis jeweils in das Kästchen darüber ein.

8	7	1	6	2	5	2	0	9	3	1	7	6
2	7	4	9	1	8	7	2	6	0	1	5	2
4	9	7	3	8	1	0	3	4	8	5	2	6
2	8	5	0	4	7	9	3	1	5	7	3	8
1	5	8	3	2	0	7	2	5	9	1	6	7
7	4	3	9	6	0	2	6	1	8	7	9	1

Übungsblatt Rechenpyramiden 3

- **Addiere Zahlen aus nebeneinanderstehenden Kästchen.**
- **Trage das Ergebnis jeweils in das Kästchen darüber ein.**

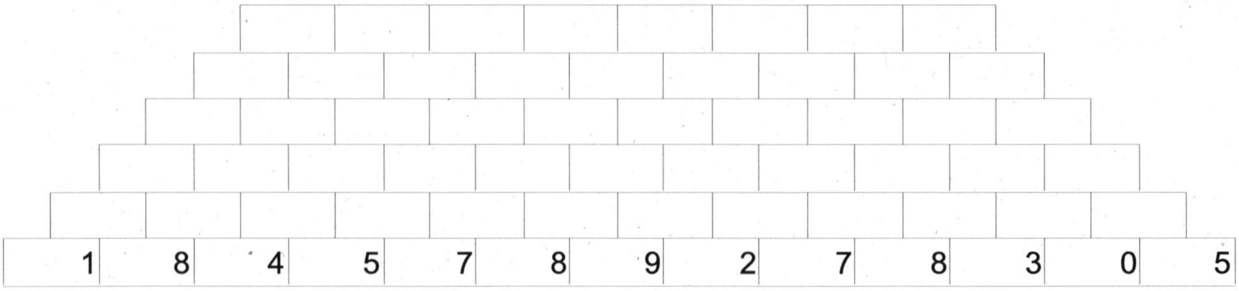

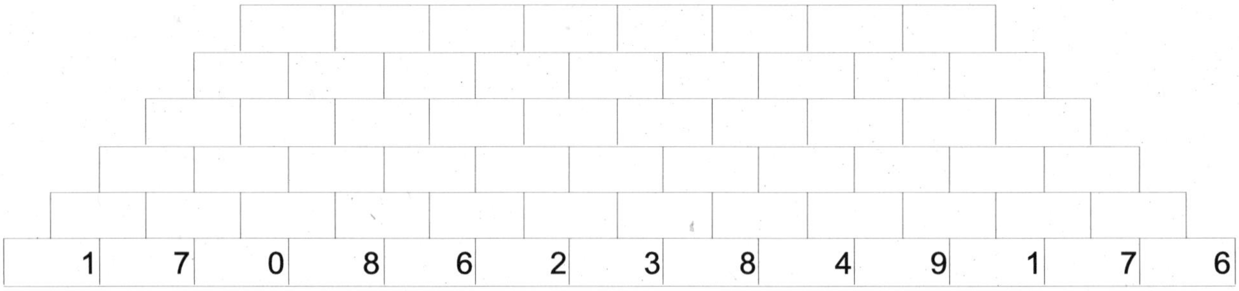

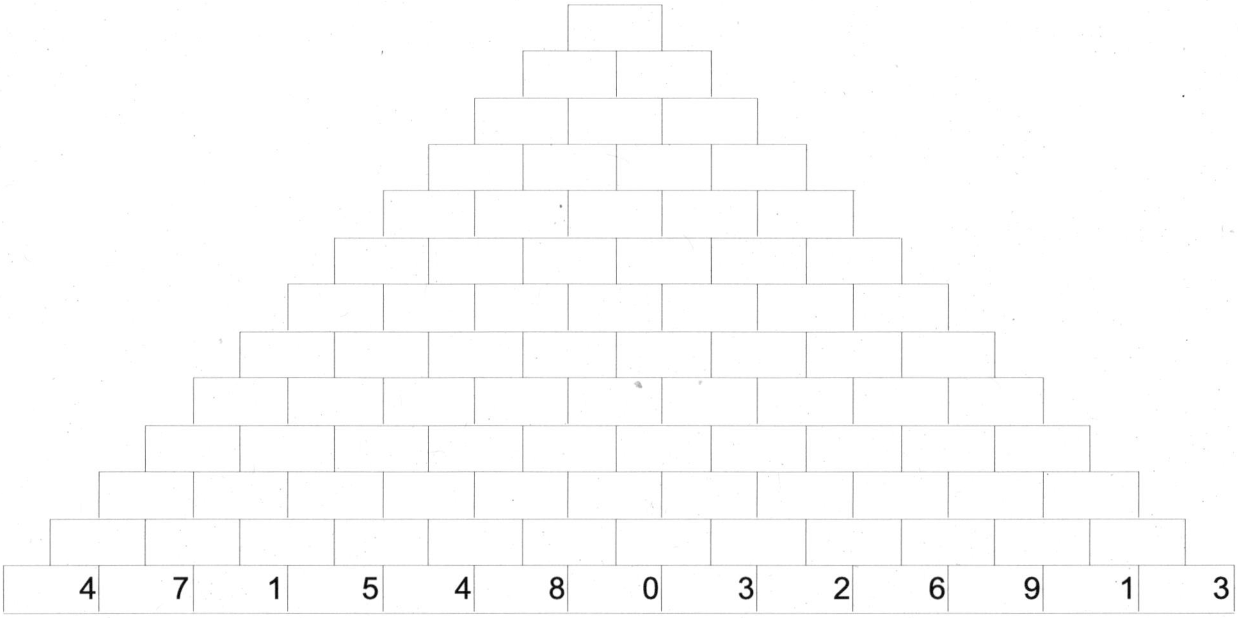

Sitzung 8 Aufbautraining
Reihen fortsetzen

STUNDENAUFBAU ENTSPANNUNGSPHASE

ENTSPANNUNGSPHASE	5 Minuten
INFORMATIONSPHASE	5 Minuten
ARBEITSPHASE	20 Minuten
RÜCKMELDEPHASE	5 Minuten
SPIELPHASE	10 Minuten

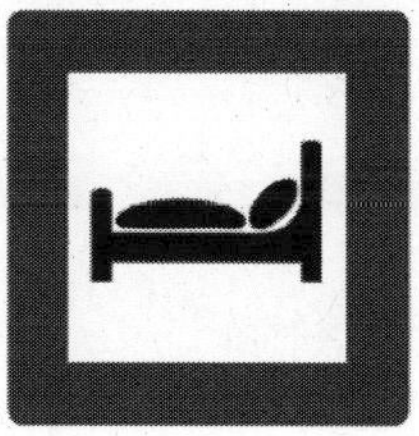

Stundenaufbau
Hängen Sie den Stundenverlauf für alle gut sichtbar an der Wand auf.

Entspannungsphase
Beginnen Sie die Sitzung mit der Entspannungsinstruktion in der Kurzform.

INFORMATIONSPHASE + REGELN + SIGNALKARTEN

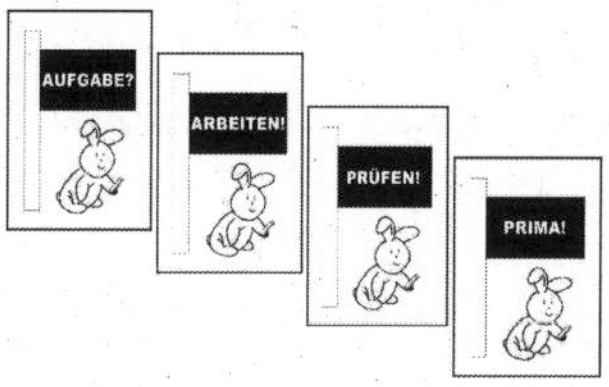

Informationsphase
Thema: Reihen fortsetzen

Regeln
Befestigen Sie die Regeln für alle gut sichtbar an der Wand.

Signalkarten
Verwenden Sie die Signalkarten „Aufgabe?“, „Arbeiten1“, „Prüfen!“ und „Prima!“.
Die Karten werden ab heute nur noch still umgedreht.

ARBEITSPHASE

Übungsblätter
Übungsblatt Reihen 1
Übungsblatt Reihen 2
Übungsblatt Reihen 3
Übungsblatt Reihen 4
Übungsblatt Reihen 5
Übungsblatt Reihen 6

Arbeitsphase
Erinnern Sie eingangs an die Verwendung der vier Signalkarten. Danach beginnen Sie mit den ersten Übungsblättern zu den Reihen:
„In jeder Reihe seht ihr vier aufeinanderfolgende Felder mit Zahlen oder Symbolen. Eure Aufgabe dabei ist es, die Regel herauszufinden, nach denen diese sortiert sind. Ihr müsst anschließend die Reihe gemäß dieser Regel fortsetzen und die passenden Zahlen oder Symbole in die letzten beiden leeren Felder einsetzen. Es fängt ganz einfach an. Alle arbeiten gleichzeitig. Noch eine Frage? Dann los!“
Anschließend benutzen Sie die Übungsblätter mit den Sortieraufgaben:
„Bei den nächsten Aufgaben sollen die Begriffe der Größe nach sortiert werden, und zwar so, dass ihr mit dem Kleinsten beginnt. Seht sie euch erst einmal an, es ist nicht so schwer. Alle arbeiten gleichzeitig. Noch eine Frage? Dann los!“
„Steigert die Adjektive auf dem nächsten Übungsblatt …“
„Sortiert die Wörter auf dem letzten Arbeitsblatt nach dem Alphabet …“

RÜCKMELDUNGSPHASE — SPIELPHASE

Rückmeldungsphase
Tragen Sie die Sterne mit einem Stift auf dem Rückmeldebogen ein.

Spielphase
Wählen Sie ein kurzes Spiel und verabschieden Sie die Kinder.

Übungsblatt Reihen 1

- **Setze die Reihe fort!**
- **Zeichne ein!**
- **Beispiel:** **O - O - O - O - O - O**

1.	OO	OO	OO	OO		
2.	O	OO	O	OO		
3.	X	O	X	O		
4.	XX	OO	XX	OO		
5.	X	OOO	X	OOO		
6.	XO	OX	XO	OX		
7.	XOX	XO	X	XOX		
8.	XXX XXX	XX XXX	X XXX	XXX		

Übungsblatt Reihen 2

- **Setze die Reihe fort!**
- **Zeichne ein!**
- **Beispiel: 1 - 1 - 1 - 1 - 1 - 1**

1.	1	2	3	4		
2.	1	2	1	2		
3.	1	2 2	1	2 2		
4.	1	2 2	3 3 3	1		
5.	6	5	4	3		
6.	1	2	3	2		
7.	1	2 2	3 3 3	4 4 4 4		
8.	1	2	1	3		

Übungsblatt Reihen 3

- Setze die Reihe fort!
- Zeichne ein!
- Beispiel: **A - A - A - A - A - A**

1.	A	B	C	D		
2.	E	H	E	H		
3.	S	T T	S	T T		
4.	A	B	C	A		
5.	A	B B	C C C	D D D D		
6.	U	V	U U	V V		
7.	X	Y	Z	Y		
8.	F	E	D	C		

Übungsblatt Reihen 4

- **Ordne die Reihe!**
- **Sortiere von klein nach groß!**
- **Beispiel:** Tropfen – Wolke – Himmel

1. Baum – Ast – Blatt
   ______ – ______ – ______
2. Mante – Socken – Hemd
   ______ – ______ – ______
3. Melone – Apfel – Himbeere
   ______ – ______ – ______
4. Stein – Gebirge – Fels
   ______ – ______ – ______
5. Bungalow – Wolkenkratzer – Hochhaus
   ______ – ______ – ______
6. Meter – Kilometer – Zentimeter
   ______ – ______ – ______
7. Apfelbaum – Kern – Apfel
   ______ – ______ – ______
8. Flöte – Gitarre – Klavier
   ______ – ______ – ______
9. Wal – Hund – Maus
   ______ – ______ – ______
10. Auto – Zug – Rad
    ______ – ______ – ______
11. Tümpel – Ozean – See
    ______ – ______ – ______
12. Baum – Strauch – Blume
    ______ – ______ – ______
13. Land – Dorf – Stadt
    ______ – ______ – ______
14. Tennisball – Fußbal – Medizinball
    ______ – ______ – ______
15. Sonne – Mond – Erde
    ______ – ______ – ______
16. Fisch – Flosse – Schwarm
    ______ – ______ – ______

Übungsblatt Reihen 5

- **Setze die Reihe fort!**
- **Steigere das Adjektiv!**
- **Beispiel:** leicht – leichter – am leichtesten

1.	langsam	–		–
2.	sauber	–		–
3.	hoch	–		–
4.	hart	–		–
5.	lieb	–		–
6.	dunkel	–		–
7.	sonnig	–		–
8.	grün	–		–
9.	stur	–		–
10.	dick	–		–
11.	flüssig	–		–
12.	gut	–		–
13.	stark	–		–
14.	warm	–		–
15.	gern	–		–
16.	viel	–		–

Übungsblatt Reihen 6

- **Ordne die Reihe!**
- **Sortiere nach dem Alphabet!**
- **Beispiel:** Arm – Hand – Zahn

1. rot – blau – gelb

   ______ – ______ – ______

2. Hose – Bluse – Mantel

   ______ – ______ – ______

3. Birne – Kokosnuss – Nektarine

   ______ – ______ – ______

4. laufen – gehen – springen

   ______ – ______ – ______

5. Kastanie – Eiche – Zypresse

   ______ – ______ – ______

6. Japan – Norwegen – Australien

   ______ – ______ – ______

7. Norden – Süden – Westen

   ______ – ______ – ______

8. lesen – schreiben – rechnen

   ______ – ______ – ______

9. sprechen – reden – tönen

   ______ – ______ – ______

10. Dreieck – Quadrat – Sechseck

    ______ – ______ – ______

11. warm – kalt – heiß

    ______ – ______ – ______

12. Hund – Katze – Maus

    ______ – ______ – ______

13. Berg – Tal – Ebene

    ______ – ______ – ______

14. tief – hoch – flach

    ______ – ______ – ______

15. Haus – Garten – Teich

    ______ – ______ – ______

16. Glas – Krug – Tasse

    ______ – ______ – ______

Sitzung 9 Aufbautraining
Abschreibtext

STUNDENAUFBAU ENTSPANNUNGSPHASE

ENTSPANNUNGSPHASE	5 Minuten
INFORMATIONSPHASE	5 Minuten
ARBEITSPHASE	20 Minuten
RÜCKMELDEPHASE	5 Minuten
SPIELPHASE	10 Minuten

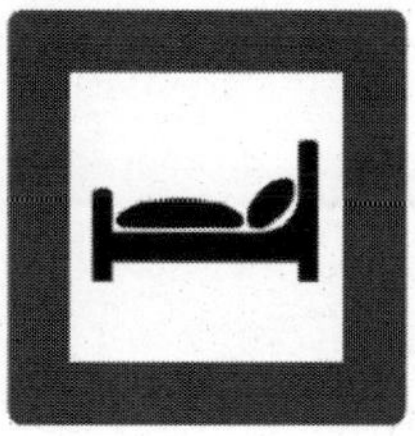

Stundenaufbau
Hängen Sie den Stundenverlauf für alle gut sichtbar an der Wand auf.

Entspannungsphase
Beginnen Sie die Sitzung mit der Entspannungsinstruktion in der Kurzform.

INFORMATIONSPHASE + REGELN + SIGNALKARTEN

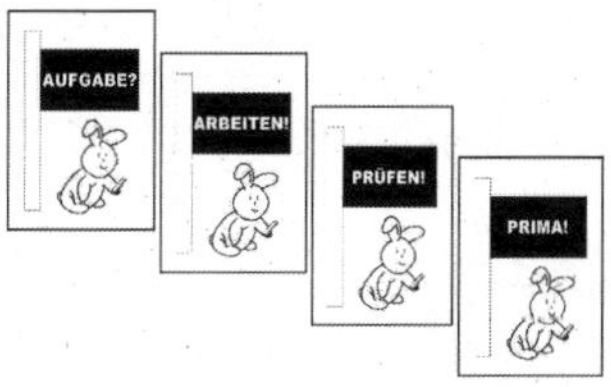

Informationsphase
Thema: Abschreibtext

Regeln
Befestigen Sie die Regeln für alle gut sichtbar an der Wand.

Signalkarten
Verwenden Sie die Signalkarten „Aufgabe?“, „Arbeiten!“, „Prüfen!“ und „Prima!“.

ARBEITSPHASE

Übungsblätter
Übungsblatt Abschreibtext 1
Übungsblatt Abschreibtext 2

Arbeitsphase
Erinnern Sie eingangs an die Verwendung der vier Signalkarten. Danach beginnen Sie mit dem Abschreibtext:
„Heute wollen wir einen kleinen Text abschreiben. Das kennt ihr natürlich aus der Schule. Es ist ziemlich einfach. Mir ist dabei aber wichtig, dass ihr keine Fehler macht bzw. eure Fehler selbst findet und korrigiert. Es geht also nicht um Schnelligkeit. Alle arbeiten gleichzeitig. Noch eine Frage? Dann los!“

RÜCKMELDUNGSPHASE SPIELPHASE

Rückmeldungsphase
Tragen Sie die Sterne mit einem Stift auf dem Rückmeldebogen ein.

Spielphase
Wählen Sie ein kurzes Spiel und verabschieden Sie die Kinder.

Übungsblatt Abschreibtext 1

Schreibe ab:

Ende Klasse 1/Klasse 2

In der Küche

Heute wollen wir einen Kuchen backen. Wir nehmen Mehl, Zucker und etwas Salz. Dann geben wir Butter und drei Eier dazu. Der Teig kommt in den Ofen. Bestimmt schmeckt der Kuchen lecker!

(38 Wörter)

Schreibe ab:

Klasse 2/Klasse 3

In der Küche

Heute wollen wir einen Kuchen backen. Das Rezept steht in Omas Kochbuch. Wir nehmen Mehl, Zucker und etwas Salz. Alles muss gewogen werden. Dann geben wir Butter und drei Eier dazu. In der Schüssel werden die Zutaten verrührt. Der Teig kommt in den Ofen. Darin soll er eine Stunde backen. Bestimmt schmeckt der Kuchen lecker! Aber vorher muss er abkühlen.

(66 Wörter)

Übungsblatt Abschreibtext 2

Schreibe ab:

Klasse 3/Klasse 4

In der Küche

Heute wollen wir einen Kuchen backen. Damit wollen wir unsere Eltern überraschen. Das Rezept steht in Omas Kochbuch. Wir nehmen Mehl, Zucker und etwas Salz. Alles muss gewogen werden. Auch brauchen wir Backpulver. Dann geben wir Butter und drei Eier dazu. In der Schüssel werden die Zutaten verrührt. Meine große Schwester holt die Kuchenform. Der Teig kommt in den Ofen. Darin soll er eine Stunde backen. In der Zwischenzeit räumen wir auf. Bestimmt schmeckt der Kuchen lecker! Aber vorher muss er abkühlen. Ich stelle noch Teller und Tassen auf den Tisch.

(97 Wörter)

Sitzung 10 Aufbautraining
Ordnen

STUNDENAUFBAU ENTSPANNUNGSPHASE

ENTSPANNUNGSPHASE	5 Minuten
INFORMATIONSPHASE	5 Minuten
ARBEITSPHASE	20 Minuten
RÜCKMELDEPHASE	5 Minuten
SPIELPHASE	10 Minuten

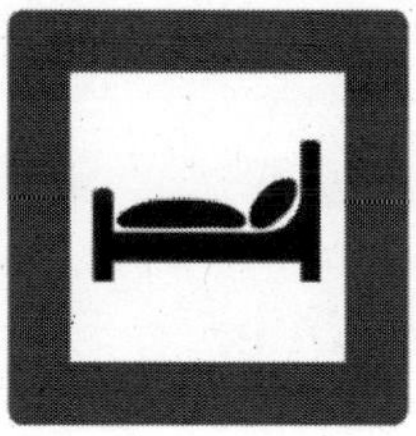

Stundenaufbau
Hängen Sie den Stundenverlauf für alle gut sichtbar an der Wand auf.

Entspannungsphase
Beginnen Sie die Sitzung mit der Entspannungsinstruktion in der Kurzform.

INFORMATIONSPHASE + REGELN + SIGNALKARTEN

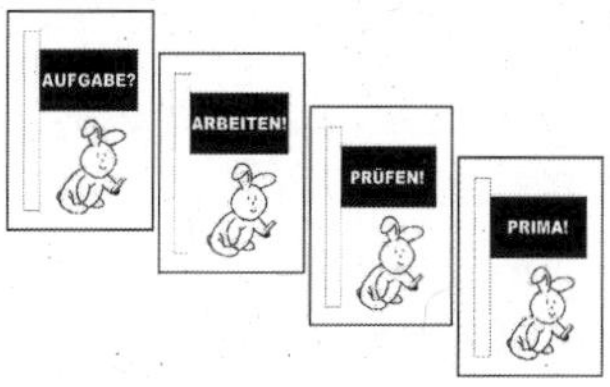

Informationsphase
Thema: Ordnen

Regeln
Befestigen Sie die Regeln für alle gut sichtbar an der Wand.

Signalkarten
Verwenden Sie die Signalkarten „Aufgabe?“, „Arbeiten!“, „Prüfen!“ und „Prima!“.

ARBEITSPHASE

Übungsblätter
Übungsblatt Ordnen 1
Übungsblatt Ordnen 2
Übungsblatt Ordnen 3
Übungsblatt Ordnen 4
Übungsblatt Ordnen 5

Arbeitsphase
Erinnern Sie eingangs an die Verwendung der vier Signalkarten. Danach beginnen Sie mit den Übungsblättern zum Sortieren:
„Habt ihr schon einmal Marmelade eingekocht? Heute habe ich ein Rezept dazu mitgebracht. Aber die Reihenfolge stimmt nicht. Ihr müsst als Erstes die Reihen ausschneiden. Danach lest euch die einzelnen Schritte durch und versucht, sie sinnvoll aneinanderzureihen. Alle arbeiten gleichzeitig. Noch eine Frage? Dann los! ... Seid ihr fertig? Gut, ich werde euch das Rezept jetzt vorlesen. Bringt gegebenenfalls euer Ergebnis in die richtige Reihenfolge.“

RÜCKMELDUNGSPHASE SPIELPHASE

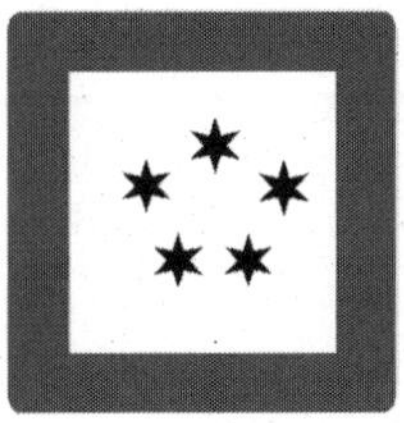

Rückmeldungsphase
Tragen Sie die Sterne mit einem Stift auf dem Rückmeldebogen ein.

Spielphase
Wählen Sie ein kurzes Spiel und verabschieden Sie die Kinder.

Übungsblatt Ordnen 1

Ende Klasse 1/Klasse 2

Marmelade einkochen

Als Erstes reinigst du die Erdbeeren.
Danach schneidest du sie in kleine Stücke.
Zusammen mit dem Zucker werden sie gekocht.
Schließlich füllst du die fertige Marmelade in das Glas.
Vergiss nicht den Deckel zu verschließen!

Bringe die Textbausteine in die richtige Reihenfolge!

Ende Klasse 1/Klasse 2

Marmelade einkochen

Als Erstes reinigst du die Erdbeeren.

Danach schneidest du sie in kleine Stücke.

Zusammen mit dem Zucker werden sie gekocht.

Schließlich füllst du die fertige Marmelade in das Glas.

Vergiss nicht den Deckel zu verschließen!

Übungsblatt Ordnen 2

Klasse 2/Klasse 3

Marmelade einkochen

Achte darauf, alle grünen Blätter zu entfernen.
Danach schneidest du sie in kleine Stücke.
Du kannst die Früchte auch pürieren.
Zusammen mit dem Zucker werden sie gekocht.
Rühre gelegentlich um.
Schließlich füllst du die fertige Marmelade in das Glas.
Dazu kannst du einen Trichter benutzen.
Vergiss nicht den Deckel zu verschließen!

Übungsblatt Ordnen 3

Bringe die Textbausteine in die richtige Reihenfolge!

Klasse 2/Klasse 3

Marmelade einkochen

Als Erstes reinigst du die Erdbeeren.
Achte darauf, alle grünen Blätter zu entfernen.
Danach schneidest du sie in kleine Stücke.
Du kannst die Früchte auch pürieren.
Zusammen mit dem Zucker werden sie gekocht.
Schließlich füllst du die fertige Marmelade in das Glas.
Dazu kannst du einen Trichter benutzen.
Vergiss nicht den Deckel zu verschließen!

Übungsblatt Ordnen 4

Klasse 3/Klasse 4

Marmelade einkochen

Du brauchst 1 kg Obst und 500 g Gelierzucker.
Als Erstes reinigst du die Erdbeeren.
Achte darauf, alle grünen Blätter zu entfernen.
Danach schneidest du sie in kleine Stücke.
Du kannst die Früchte auch pürieren.
Dadurch wird die Marmelade feiner.
Zusammen mit dem Zucker werden sie gekocht.
Rühre gelegentlich um.
Schließlich füllst du die fertige Marmelade in das Glas.
Dazu kannst du einen Trichter benutzen.
Vergiss nicht den Deckel zu verschließen!
Zuletzt ein Tipp: Du kannst auch Aprikosen oder Kirschen einkochen.

Übungsblatt Ordnen 5

Bringe die Textbausteine in die richtige Reihenfolge!

Klasse 3/Klasse 4

Marmelade einkochen

Du brauchst 1 Kilogramm Obst und 500 Gramm Gelierzucker.

Als Erstes reinigst du die Erdbeeren.

Achte darauf, alle grünen Blätter zu entfernen.

Danach schneidest du sie in kleine Stücke.

Du kannst die Früchte auch pürieren.

Dadurch wird die Marmelade feiner.

Zusammen mit dem Zucker werden sie gekocht.

Schließlich füllst du die fertige Marmelade in das Glas.

Dazu kannst du einen Trichter benutzen.

Vergiss nicht den Deckel zu verschließen!

Zuletzt ein Tipp: Du kannst auch Aprikosen oder Kirschen einkochen.

Sitzung 11 Aufbautraining
Textverständnis

STUNDENAUFBAU | ENTSPANNUNGSPHASE

ENTSPANNUNGSPHASE	5 Minuten
INFORMATIONSPHASE	5 Minuten
ARBEITSPHASE	20 Minuten
RÜCKMELDEPHASE	5 Minuten
SPIELPHASE	10 Minuten

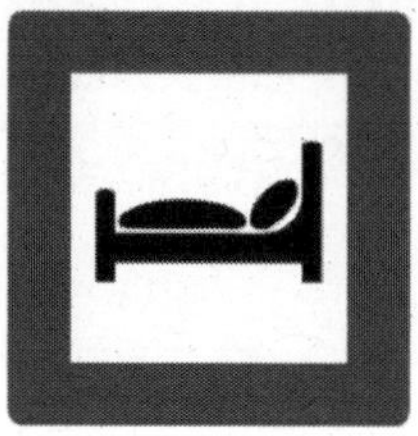

Stundenaufbau
Hängen Sie den Stundenverlauf für alle gut sichtbar an der Wand auf.

Entspannungsphase
Beginnen Sie die Sitzung mit der Entspannungsinstruktion in der Kurzform.

INFORMATIONSPHASE + REGELN + SIGNALKARTEN

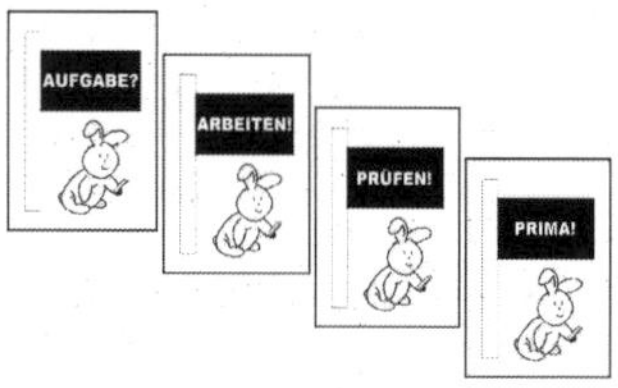

Informationsphase
Thema: Textverständnis

Regeln
Befestigen Sie die Regeln für alle gut sichtbar an der Wand.

Signalkarten
Verwenden Sie die Signalkarten „Aufgabe?“, „Arbeiten!“, „Prüfen!“ und „Prima!“.

ARBEITSPHASE

Übungsblätter
Übungsblatt Textverständnis 1
Übungsblatt Textverständnis 2

Arbeitsphase
Erinnern Sie eingangs an die Verwendung der vier Signalkarten. Danach beginnen Sie mit einer Aufgabe zum Textverständnis:
„Heute will ich euch eine kleine Geschichte vorlesen. Hört bitte genau zu, denn ihr sollt euch möglichst viel daraus merken. Denn danach stelle ich euch ein paar Fragen dazu. … Jetzt gebe ich jedem von euch ein Arbeitsblatt mit Fragen zum Text. Versucht bitte alles zu beantworten und schreibt es auf. Am Ende vergleichen wir. Alle arbeiten gleichzeitig. Noch eine Frage? Dann los!"

RÜCKMELDUNGSPHASE SPIELPHASE

Rückmeldungsphase
Tragen Sie die Sterne mit einem Stift auf dem Rückmeldebogen ein.

Spielphase
Wählen Sie ein kurzes Spiel und verabschieden Sie die Kinder.

Übungsblatt Textverständnis 1

Unser Hund Ben

Unser kleiner Terrier heißt Ben und ist vier Jahre alt. Mama und Papa freuen sich immer, wenn ich am Wochenende mit ihm spazieren gehe. Ich ziehe mir Schuhe und Jacke an, nehme die Leine aus dem Schrank und mache sie an seinem Halsband fest. Dann weiß Ben, dass es losgeht, und läuft sofort zur Tür.

Draußen gehe ich zuerst über die Straße und dann zum Fußweg hinter den Gärten. Ben schnuppert erst einmal die neuen Fährten der anderen Hunde ab. Oft hebt er dann ein Hinterbein – er ist ja ein Rüde – und markiert die Stelle. Danach geht es zügig weiter. Besonders freut er sich, wenn ihm ein Hund entgegenkommt. Sie beschnuppern sich dann gegenseitig und wedeln mit dem Schwanz. Auf einer großen Wiese können sie auch miteinander toben, sie laufen um die Wette oder rollen sich am Boden.

Die Hunde in der Nachbarschaft haben ganz niedliche Namen. Sie heißen Püppi, Bella, Lasse oder Tom. Und es gibt viele verschiedene Rassen: Pudel und Dackel, Collies und Schnauzer, Boxer und Spitze und so weiter. Manche tragen bei schlechtem Wetter sogar eine Jacke.
Mit einigen Hunden kommt Ben aber nicht so gut aus. Meist sind das besonders große Tiere mit schwarzem Fell. Wenn er sie sieht, bleibt er stehen, zerrt an der Leine, kläfft oder bellt sie sogar an. Ich glaube, er hat vor ihnen Angst, und das kann ich gut verstehen. Schließlich kann er ja nicht wissen, ob sie ihm etwas tun wollen, und er ist doch viel kleiner als sie.

Wenn es regnet, ist Ben blitzschnell wieder zu Hause. Er mag Wasser nicht so gerne. Deshalb ist er auch noch nie durch den Bach hinter den Wiesen gewatet, man könnte ihn wohl wasserscheu nennen. Bei trocknem Wetter und einem längeren Spaziergang lässt er die Zunge aus seinem Maul hängen. Zurück in der Wohnung, trinkt er Wasser aus seinem Napf und bekommt von mir einen Hundekeks. Dann legt er sich wieder auf sein großes, flauschiges Kissen im Wohnzimmer, wo er uns alle besonders gut im Blick hat. Ich glaube, er fühlt sich sehr wohl hier.

Übungsblatt Textverständnis 2

Unser Hund Ben

Was für eine Hunderasse ist Ben? Wie alt ist er?

Wann geht das Kind mit dem Hund spazieren?

Was tut Ben gerne?

Wie verhält sich Ben, wenn er Angst hat?

Was macht Ben nach dem Spaziergang?

Was fällt dir sonst noch zur Geschichte ein?

Sitzung 12 Aufbautraining
Rechenaufgaben

STUNDENAUFBAU ENTSPANNUNGSPHASE

ENTSPANNUNGSPHASE	5 Minuten
INFORMATIONSPHASE	5 Minuten
ARBEITSPHASE	20 Minuten
RÜCKMELDEPHASE	5 Minuten
SPIELPHASE	10 Minuten

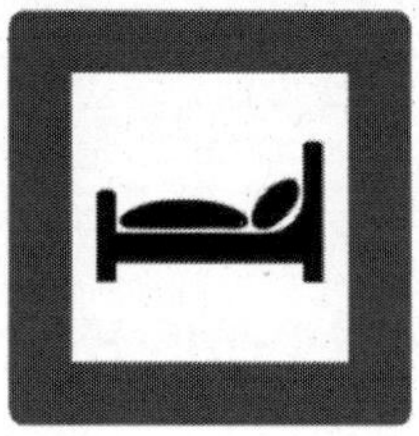

Stundenaufbau
Hängen Sie den Stundenverlauf für alle gut sichtbar an der Wand auf.

Entspannungsphase
Beginnen Sie die Sitzung mit der Entspannungsinstruktion in der Kurzform.

INFORMATIONSPHASE + REGELN + SIGNALKARTEN

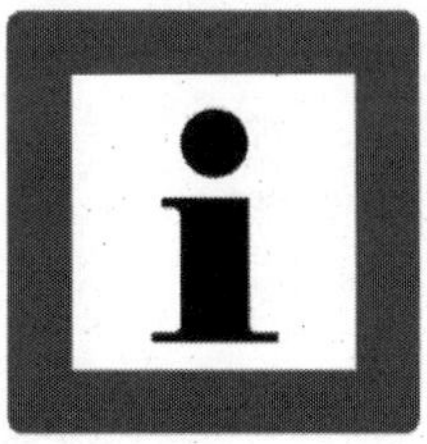

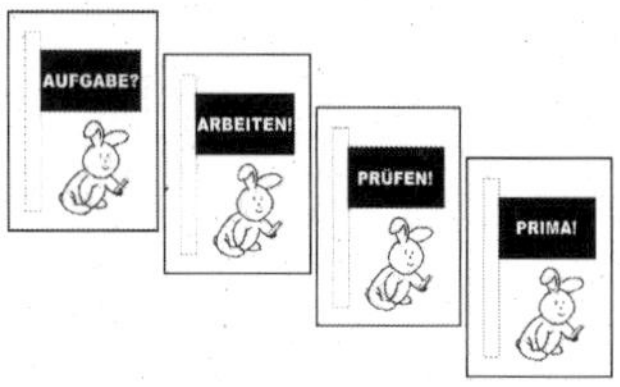

Informationsphase
Thema: Rechenaufgaben

Regeln
Befestigen Sie die Regeln für alle gut sichtbar an der Wand.

Signalkarten
Verwenden Sie die Signalkarten „Aufgabe?“, „Arbeiten!“, „Prüfen!“ und „Prima!“.

ARBEITSPHASE

Übungsblätter
Übungsblatt Addieren bis 20
Übungsblatt Subtrahieren bis 20
Übungsblatt Addieren bis 100
Übungsblatt Subtrahieren bis 100
Übungsblatt Addieren bis 200
Übungsblatt Subtrahieren bis 200
Übungsblatt schriftliches Addieren 1
Übungsblatt schriftliches Addieren 2
Übungsblatt schriftliches Subtrahieren 1
Übungsblatt schriftliches Subtrahieren 2

Arbeitsphase
Sie erinnern eingangs an die Verwendung der vier Signalkarten. Danach beginnen Sie mit den Übungsblättern zu den Rechenaufgaben:
„Heute wollen wir rechnen. Es sind Plus- und Minusaufgaben, wie ihr sie aus der Schule kennt. Sie sind nicht allzu schwer. Mir ist dabei aber wichtig, dass ihr keine Fehler macht bzw. eure Fehler selbst findet und korrigiert. Es geht also nicht um Schnelligkeit. Alle arbeiten gleichzeitig. Noch eine Frage? Dann los!“

RÜCKMELDUNGSPHASE SPIELPHASE

Rückmeldungsphase
Tragen Sie die Sterne mit einem Stift auf dem Rückmeldebogen ein.

Spielphase
Wählen Sie ein kurzes Spiel und verabschieden Sie die Kinder.

Übungsblatt Addieren bis 20

° **Addiere!**

3 + 5 = ___	2 + 5 = ___	2 + 6 = ___
2 + 7 = ___	6 + 8 = ___	1 + 7 = ___
6 + 1 = ___	5 + 9 = ___	9 + 3 = ___
5 + 8 = ___	4 + 1 = ___	6 + 2 = ___
9 + 2 = ___	2 + 2 = ___	7 + 8 = ___

2 + 7 = ___	6 + 2 = ___	3 + 5 = ___
1 + 4 = ___	4 + 9 = ___	4 + 3 = ___
4 + 1 = ___	8 + 7 = ___	9 + 4 = ___
6 + 5 = ___	2 + 8 = ___	8 + 2 = ___
5 + 9 = ___	6 + 2 = ___	7 + 6 = ___

4 + 3 = ___	5 + 5 = ___	2 + 9 = ___
6 + 4 = ___	9 + 4 = ___	3 + 5 = ___
7 + 5 = ___	3 + 6 = ___	6 + 4 = ___
9 + 7 = ___	1 + 9 = ___	3 + 7 = ___
3 + 1 = ___	7 + 1 = ___	8 + 3 = ___

Übungsblatt Subtrahieren bis 20

° **Subtrahiere!**

1 1 - 4 = ____	1 2 - 7 = ____	1 5 - 2 = ____
1 9 - 6 = ____	1 6 - 6 = ____	1 9 - 9 = ____
1 6 - 1 = ____	1 5 - 3 = ____	1 7 - 1 = ____
1 4 - 7 = ____	1 4 - 8 = ____	1 4 - 5 = ____
1 2 - 5 = ____	1 2 - 9 = ____	1 8 - 2 = ____

1 0 - 5 = ____	1 7 - 5 = ____	1 3 - 3 = ____
1 7 - 2 = ____	1 2 - 2 = ____	1 5 - 4 = ____
1 4 - 8 = ____	1 0 - 4 = ____	1 1 - 7 = ____
1 3 - 4 = ____	1 3 - 3 = ____	1 8 - 6 = ____
1 9 - 1 = ____	1 6 - 4 = ____	1 2 - 7 = ____

1 5 - 5 = ____	1 6 - 2 = ____	1 7 - 5 = ____
1 8 - 9 = ____	1 4 - 5 = ____	1 3 - 3 = ____
1 3 - 6 = ____	1 7 - 4 = ____	1 5 - 7 = ____
1 9 - 5 = ____	1 1 - 7 = ____	1 8 - 5 = ____
1 2 - 4 = ____	1 5 - 1 = ____	1 4 - 8 = ____

Übungsblatt Addieren bis 100

° **Addiere!**

90 + 8 = ____	28 + 5 = ____	75 + 7 = ____
69 + 7 = ____	56 + 1 = ____	57 + 2 = ____
14 + 5 = ____	38 + 3 = ____	62 + 1 = ____
92 + 3 = ____	24 + 6 = ____	78 + 4 = ____
45 + 4 = ____	66 + 8 = ____	41 + 6 = ____
74 + 8 = ____	64 + 4 = ____	62 + 8 = ____
98 + 5 = ____	85 + 8 = ____	31 + 6 = ____
66 + 4 = ____	72 + 1 = ____	47 + 5 = ____
12 + 2 = ____	27 + 9 = ____	54 + 3 = ____
83 + 9 = ____	33 + 6 = ____	83 + 9 = ____
78 + 8 = ____	87 + 5 = ____	32 + 8 = ____
74 + 6 = ____	72 + 3 = ____	96 + 2 = ____
93 + 7 = ____	41 + 9 = ____	74 + 7 = ____
51 + 3 = ____	59 + 5 = ____	87 + 4 = ____
67 + 4 = ____	67 + 4 = ____	34 + 5 = ____

Übungsblatt Subtrahieren bis 100

° **Subtrahiere!**

56 - 6 = ____	25 - 2 = ____	75 - 8 = ____
69 - 7 = ____	57 - 8 = ____	52 - 3 = ____
30 - 1 = ____	48 - 5 = ____	97 - 9 = ____
85 - 4 = ____	72 - 6 = ____	66 - 4 = ____
11 - 6 = ____	36 - 7 = ____	54 - 6 = ____
86 - 2 = ____	43 - 9 = ____	61 - 5 = ____
15 - 6 = ____	58 - 3 = ____	57 - 7 = ____
33 - 4 = ____	96 - 9 = ____	41 - 3 = ____
43 - 9 = ____	25 - 6 = ____	78 - 5 = ____
86 - 9 = ____	82 - 8 = ____	35 - 7 = ____
69 - 7 = ____	56 - 9 = ____	64 - 7 =
72 - 6 = ____	32 - 4 = ____	90 - 3 = ____
43 - 4 = ____	23 - 8 = ____	25 - 9 = ____
98 - 8 = ____	55 - 5 = ____	57 - 5 = ____
35 - 3 = ____	74 - 5 = ____	31 - 8 = ____

Übungsblatt Addieren bis 200

° **Addiere!**

17 + 68 = ____	25 + 87 = ____	92 + 37 = ____
77 + 26 = ____	41 + 58 = ____	13 + 54 = ____
21 + 68 = ____	33 + 72 = ____	62 + 29 = ____
34 + 41 = ____	56 + 36 = ____	55 + 50 = ____
68 + 83 = ____	84 + 77 = ____	78 + 88 = ____
84 + 76 = ____	87 + 19 = ____	98 + 81 = ____
98 + 36 = ____	22 + 53 = ____	54 + 64 = ____
68 + 24 = ____	44 + 81 = ____	31 + 25 = ____
42 + 88 = ____	96 + 75 = ____	80 + 44 = ____
53 + 45 = ____	64 + 26 = ____	25 + 93 = ____
39 + 93 = ____	27 + 63 = ____	49 + 39 = ____
67 + 14 = ____	69 + 79 = ____	71 + 56 = ____
76 + 75 = ____	74 + 58 = ____	54 + 73 = ____
14 + 42 = ____	52 + 26 = ____	86 + 94 = ____
21 + 56 = ____	30 + 44 = ____	98 + 62 = ____

Übungsblatt Subtrahieren bis 200

° **Subtrahiere!**

164 - 33 = ____	155 - 40 = ____
158 - 28 = ____	140 - 28 = ____
103 - 47 = ____	171 - 65 = ____
122 - 56 = ____	136 - 97 = ____
175 - 40 = ____	155 - 48 = ____
136 - 52 = ____	126 - 87 = ____
117 - 35 = ____	132 - 63 = ____
153 - 87 = ____	174 - 31 = ____
160 - 41 = ____	195 - 75 = ____
142 - 75 = ____	140 - 62 = ____
183 - 55 = ____	176 - 90 = ____
121 - 64 = ____	143 - 59 = ____
158 - 43 = ____	179 - 28 = ____
102 - 86 = ____	157 - 63 = ____
137 - 77 = ____	133 - 64 = ____

Übungsblatt schriftliches Addieren 1

Addiere!

5392	3553	6361	4120	7484
+ 2521	+ 5324	+ 3232	+ 5419	+ 1104
1				
7913				

1874	7776	8551	4562	7112
+ 4727	+ 9122	+ 3614	+ 0258	+ 8484

9467	2927	1727	7144	8733
+ 5548	+ 7775	+ 8199	+ 1870	+ 2810

3574	3912	5262	3718	2803
+ 6382	+ 3223	+ 4266	+ 6196	+ 8401

2964	3611	1527	7162	4288
+ 7480	+ 6497	+ 4119	+ 2846	+ 5656

3679	7531	8541	1922	6115
+ 2529	+ 5205	+ 2459	+ 0382	+ 4317

2451	9860	7534	1619	89
+ 6779	+ 5234	+ 1286	+ 3873	+ 11

Übungsblatt schriftliches Addieren 2

Addiere!

	3	3	6	2
+	2	4	3	0
+	3	9	5	1
	1	1		
	9	7	4	3

	8	2	5	6
+	9	8	3	1
+	6	8	6	4

	8	9	6	0
+	8	8	7	1
+	3	4	4	4

	6	4	5	5
+	5	7	4	2
+	1	7	8	1

	7	3	1	6
+	4	3	7	4
+	2	8	9	7

	4	0	1	8
+	0	7	6	5
+	2	4	0	3

	3	5	5	9
+	1	5	0	0
+	8	6	2	4

	9	3	2	7
+	8	0	6	4
+	5	5	1	7

	5	5	1	8
+	3	3	9	3
+	2	6	2	6

	3	6	7	6
+	8	1	8	1
+	4	8	9	7

	7	2	4	9
+	2	7	6	5
+	8	8	5	7

	8	1	9	3
+	3	3	2	6
+	6	1	5	5

	9	3	7	8
+	3	7	5	4
+	4	5	1	1

	4	2	4	6
+	8	3	7	6
+	4	1	9	0

	2	4	7	6
+	6	2	6	3
+	7	7	6	5

	5	4	2	2
+	2	4	4	2
+	9	9	6	0

	4	9	7	4
+	2	5	5	3
+	9	3	6	1

	6	6	6	4
+	4	5	4	8
+	6	9	5	3

	9	2	6	8
+	8	7	6	8
+	2	6	9	1

	8	2	1	4
+	5	7	3	8
+	8	0	5	9

	3	5	7	8
+	5	2	5	6
+	2	4	4	2

	1	3	5	1
+	9	6	5	6
+	2	5	5	3

	9	9	1	0
+	2	3	3	2
+	4	5	4	8

	5	2	6	2
+	4	6	2	6
+	7	1	6	8

	1	7	8	9
+	1	9	1	8
+	5	7	3	8

	3	2	6	8
+	1	3	0	8
+	1	4	3	1

	6	5	4	3
+	7	6	8	3
+	8	5	7	4

	7	8	0	1
+	5	2	4	5
+	6	7	2	2

	5	3	4	8
+	2	5	2	5
+	9	5	1	1

	2	1	8	6
+	4	5	9	8
+	2	6	2	0

	2	5	8	2
+	4	4	1	4
+	5	3	6	2

	7	4	2	2
+	6	1	7	2
+	8	7	1	1

	2	1	1	4
+	8	9	0	0
+	4	3	5	6

	7	1	9	9
+	2	4	2	6
+	1	9	1	5

	2	8	1	7
+	6	6	4	7
+	8	2	7	5

Übungsblatt schriftliches Subtrahieren 1

Subtrahiere!

7541	5523	6641	3624	7365
- 3424	- 1611	- 3520	- 2313	- 1351
1				
4117				
8144	9116	8181	6562	8855
- 3407	- 3412	- 3454	- 5158	- 7722
6777	8927	7637	7244	8481
- 1818	- 7765	- 3549	- 1970	- 2548
8834	5762	5542	9618	6577
- 6462	- 3093	- 4356	- 2696	- 4381
7278	6271	4357	5262	5961
- 1621	- 3797	- 1119	- 1146	- 4488
2119	7191	8561	8422	6679
- 1309	- 5825	- 2619	- 4582	- 4523
6911	9340	7874	5319	8456
- 5139	- 5884	- 1846	- 2873	- 1778

Übungsblatt schriftliches Subtrahieren 2

Subtrahiere!

8 3 0 8 5 - 3 6 3 1 6 1 1 1 4 6 7 6 9	2 3 8 3 2 - 1 4 7 4 7	9 5 5 5 9 - 8 3 2 2 2	4 8 4 5 8 - 2 0 4 1 0
7 8 1 4 4 - 2 8 6 2 3	4 4 7 2 1 - 2 3 1 1 7	6 7 7 7 9 - 4 1 2 2 9	9 1 2 2 3 - 6 8 4 9 2
8 1 5 6 2 - 4 5 4 2 4	5 2 5 6 3 - 2 4 5 3 5	9 9 2 2 1 - 2 7 7 8 3	5 3 3 6 8 - 1 1 0 8 8
8 5 4 2 4 - 7 2 6 0 6	7 4 5 3 5 - 3 9 6 1 9	9 9 1 8 3 - 2 2 2 3 5	8 0 3 8 8 - 5 0 1 1 9
6 3 6 5 3 - 1 6 5 7 4	8 7 2 6 7 - 2 8 5 5 5	6 6 1 4 6 - 3 4 9 1 6	7 8 8 6 3 - 5 5 6 0 5
8 4 6 5 8 - 4 0 0 3 5	5 7 0 4 0 - 2 4 2 1 5	7 5 3 4 8 - 2 2 0 7 9	8 1 5 3 1 - 4 1 7 6 7
6 3 3 0 8 - 3 9 5 1 3	8 9 3 1 8 - 4 7 6 4 4	9 8 6 1 7 - 6 2 3 4 9	4 9 2 2 4 - 2 7 3 1 7

Sitzung 13 Aufbautraining
Diktat

STUNDENAUFBAU | ENTSPANNUNGSPHASE

ENTSPANNUNGSPHASE	5 Minuten
INFORMATIONSPHASE	5 Minuten
ARBEITSPHASE	20 Minuten
RÜCKMELDEPHASE	5 Minuten
SPIELPHASE	10 Minuten

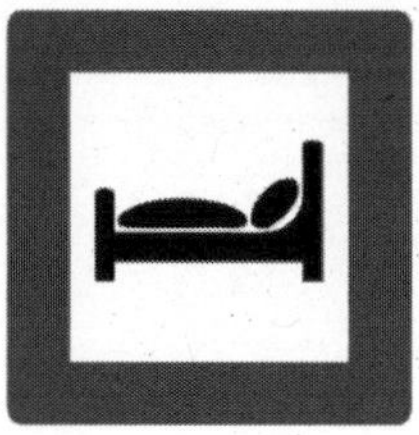

Stundenaufbau
Hängen Sie den Stundenverlauf für alle gut sichtbar an der Wand auf.

Entspannungsphase
Beginnen Sie die Sitzung mit der Entspannungsinstruktion in der Kurzform.

INFORMATIONSPHASE + REGELN + SIGNALKARTEN

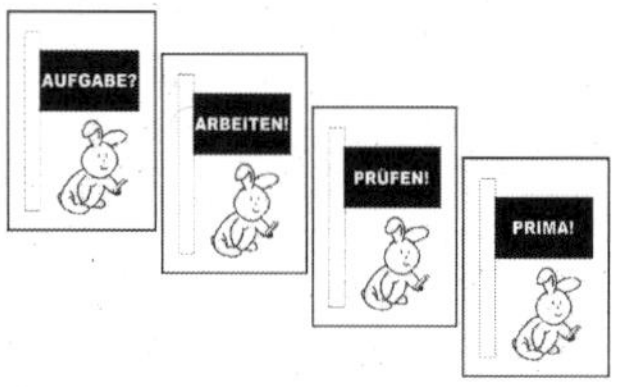

Informationsphase
Thema: Diktat

Regeln
Befestigen Sie die Regeln für alle gut sichtbar an der Wand.

Signalkarten
Verwenden Sie die Signalkarten „Aufgabe?“, „Arbeiten!“, „Prüfen!“ und „Prima!“.

ARBEITSPHASE

Übungsblatt
Übungsblatt Diktat

Arbeitsphase
Erinnern Sie eingangs an die Verwendung der vier Signalkarten. Danach beginnen Sie mit den ersten Übungsblättern zu den Reihen:
„Heute werde ich euch ein Diktat diktieren, wie ihr es aus der Schule kennt. Hört bitte genau zu und achtet auf eure Rechtschreibung. Mir ist dabei wichtig, dass ihr keine Fehler macht bzw. eure Fehler selbst findet und korrigiert. Wenn ihr nicht genau wisst, wie ein Wort geschrieben wird, schreibt es bitte so, wie ihr meint, dass es wohl richtig ist. Am Ende habt ihr noch etwas Zeit zu korrigieren. Alle schreiben gleichzeitig. Noch eine Frage? Dann los!“

RÜCKMELDUNGSPHASE SPIELPHASE

Tragen Sie die Sterne mit einem Stift auf dem Rückmeldebogen ein.

Spielphase
Wählen Sie ein kurzes Spiel und verabschieden Sie die Kinder.

Übungsblatt Diktat

Ende Klasse 1/Klasse 2

Sommerferien

Endlich sind Ferien. Morgen fahren wir in den Urlaub. Die Koffer stehen schon im Flur. Wir freuen uns auf den Strand und das Meer. Hoffentlich scheint die Sonne!

29 Wörter

Klasse 2/Klasse 3

Sommerferien

Endlich sind Ferien. Alle können heute ausschlafen. Morgen fahren wir in den Urlaub. Darauf hat sich die ganze Familie gefreut. Die Koffer stehen schon im Flur. Auch die Eltern sind schon ganz aufgeregt. Wir freuen uns auf den Strand und das Meer. Mutter nimmt mich in den Arm und drückt mich. Vater sagt: „Hoffentlich scheint die Sonne!“ Dann holt er die Luftmatratzen aus dem Keller.

66 Wörter

Klasse 2/Klasse 3

Sommerferien

Gestern hat es Zeugnisse gegeben. Endlich sind Ferien. Alle können heute ausschlafen. Zum Frühstück gibt es Brötchen. Morgen fahren wir in den Urlaub. Darauf hat sich die ganze Familie gefreut. Wenn es nur doch schon losgehen würde. Die Koffer stehen schon im Flur. Auch die Eltern sind schon ganz aufgeregt. Wir freuen uns auf den Strand und das Meer. „Ist im Auto noch Platz für mein Kuscheltier?“, frage ich. Mutter nimmt mich in den Arm und drückt mich. Vater sagt: „Hoffentlich scheint die Sonne!“ Dann holt er die Luftmatratzen aus dem Keller. Bestimmt haben wir irgend etwas vergessen!

99 Wörter

Sitzung 14 Aufbautraining
Auswendiglernen

STUNDENAUFBAU — ENTSPANNUNGSPHASE

ENTSPANNUNGSPHASE	5 Minuten
INFORMATIONSPHASE	5 Minuten
ARBEITSPHASE	20 Minuten
RÜCKMELDEPHASE	5 Minuten
SPIELPHASE	10 Minuten

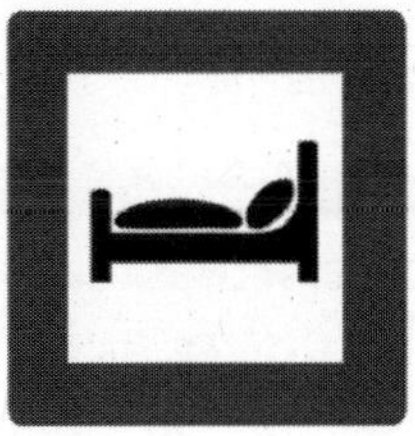

Stundenaufbau
Hängen Sie den Stundenverlauf für alle gut sichtbar an der Wand auf.

Entspannungsphase
Beginnen Sie die Sitzung mit der Entspannungsinstruktion in der Kurzform.

INFORMATIONSPHASE + REGELN + SIGNALKARTEN

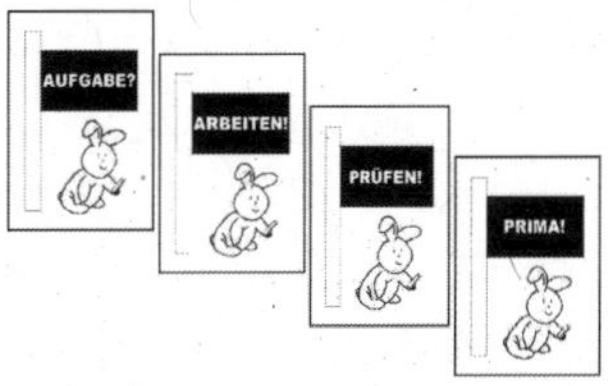

Informationsphase
Thema: Auswendig lernen

Regeln
Befestigen Sie die Regeln für alle gut sichtbar an der Wand.

Signalkarten
Verwenden Sie die Signalkarten „Aufgabe?“, „Arbeiten!“, „Prüfen!“ und „Prima!“.

ARBEITSPHASE

Übungsblätter
Übungsblatt Auswendiglernen 1
Übungsblatt Auswendiglernen 2
Übungsblatt Auswendiglernen 3
Übungsblatt Auswendiglernen 4
Übungsblatt Auswendiglernen 5
Übungsblatt Auswendiglernen 6
Übungsblatt Auswendiglernen 7

Arbeitsphase
Beginnen Sie mit dem Übungsblatt Schulsachen zum Auswendiglernen:
„Habt ihr schon mal gesehen, wie eure Eltern sich eine Einkaufsliste machen? Weshalb tun sie das? ... Genau! Sie möchten sich daran erinnern, was sie mitbringen wollen. Sonst müssten sie vielleicht noch einmal losgehen.
Heute wollen wir darüber nachdenken, wie man sich Dinge einfach im Kopf merken kann, wenn man kein Notizblatt dabei hat. Wie macht ihr das, wenn ihr etwas auswendig lernen wollt? ...
Ja, die einfachsten Strategien sind, etwas mehrfach im Kopf zu wiederholen oder mehrfach aufzuschreiben. Genau das sollt ihr jetzt ausprobieren. Ich habe euch ein paar Dinge aus der Schule aufgeschrieben. Versucht in den nächsten drei Minuten, euch so viel zu merken, wie ihr könnt. Alle lernen gleichzeitig. Noch eine Frage? Dann los! ... Gut jetzt gebe ich jedem ein Blatt, und wenn ich das Kommando gebe, schreibt alles auf, an das ihr euch erinnert."
Lassen Sie mehr als eine Minute verstreichen. Danach wiederholen Sie die Übung mit der Einkaufsliste:
„Das hat ja schon ganz gut geklappt. Jetzt probieren wir das Gleiche mit einer Einkaufsliste. Dabei sollt ihr euch auch die Mengen einprägen. Versucht in den nächsten drei Minuten, euch so viel zu merken, wie ihr könnt. Alle lernen gleichzeitig. Noch eine Frage? Dann los! ... Gut jetzt gebe ich jedem ein Blatt, und wenn ich das Kommando gebe, schreibt alles auf, an das ihr euch erinnert."
Lassen sie mehr als eine Minute verstreichen.
Zum Abschluss sollen sich die Kinder eine Telefonnummer merken:
„Ob ihr das auch mit einer Telefonnummer schafft? Ihr habt wieder drei Minuten Zeit. Alle lernen gleichzeitig. Noch eine Frage? Dann los! ... Gut, jetzt gebe ich jedem ein Blatt, und wenn ich das Kommando gebe, schreibt ihr die Nummer auf."
Lassen Sie mehr als eine Minute verstreichen.

RÜCKMELDUNGSPHASE SPIELPHASE

Rückmeldungsphase
Tragen Sie die Sterne mit einem Stift auf dem Rückmeldebogen ein.

Spielphase
Wählen Sie ein kurzes Spiel und verabschieden Sie die Kinder.

Übungsblatt Auswendiglernen 1

Merke dir die Liste mit den Schulsachen:

Ende Klasse 1/Klasse 2

Etui
Hausaufgabenheft
Lesebuch
Rechenbuch
Schreibheft
Rechenheft
Getränk
Pausenbrot

Ende Klasse 1/Klasse 2

Etui	Schreibheft
Hausaufgabenheft	Rechenheft
Lesebuch	Getränk
Rechenbuch	Pausenbrot

Übungsblatt Auswendiglernen 2

Merke dir die Liste mit den Schulsachen:

Klasse 2/Klasse 3

Etui
Hausaufgabenheft
Lesebuch
Rechenbuch
Schreibheft
Rechenheft
Getränk
Pausenbrot
Stundenplan
Turnschuhe
Kurze Hose
T-Shirt

Ende Klasse 2/Klasse 3

Etui	Getränk
Hausaufgabenheft	Pausenbrot
Lesebuch	Stundenplan
Rechenbuch	Turnschuhe
Schreibheft	Kurze Hose
Rechenheft	T-Shirt

Übungsblatt Auswendiglernen 3

Merke dir die Liste mit den Schulsachen:

Klasse 3/Klasse 4

Etui
Hausaufgabenheft
Lesebuch
Rechenbuch
Schreibheft
Rechenheft
Getränk
Pausenbrot
Stundenplan
Turnschuhe
Kurze Hose
T-Shirt

Ende Klasse 3/Klasse 4

Etui	Getränk
Hausaufgabenheft	Pausenbrot
Lesebuch	Stundenplan
Rechenbuch	Turnschuhe
Schreibheft	Kurze Hose
Rechenheft	T-Shirt

Übungsblatt Auswendiglernen 4

Merke dir die Einkaufsliste:

Ende Klasse 1/Klasse 2

Eier
Butter
Käse
Milch
Möhren
Orangen
Apfelschorle
Brot

Ende Klasse 1/Klasse 2

Eier
Butter
Käse
Milch
Möhren
Orangen
Apfelschorle
Brot

Übungsblatt Auswendiglernen 5

Merke dir die Einkaufsliste:

Klasse 2/Klasse 3

Eier (6 Stück)
Butter (2 Päckchen)
Käse (400 g)
Milch (3 Liter)
Möhren (1 Bund)
Orangen (5 Stück)
Apfelschorle (6 Flaschen)
Brot (1 Laib)

Ende Klasse 2/Klasse 3

Eier (6 Stück)

Butter (2 Päckchen)

Käse (400g)

Milch (3 Liter)

Möhren (1 Bund)

Orangen (5 Stück)

Apfelschorle (6 Flaschen)

Brot (1 Laib)

Übungsblatt Auswendiglernen 6

Merke dir die Einkaufsliste:

Klasse 3/Klasse 4

Eier (6 Stück)
Butter (2 Päckchen)
Käse (400 g)
Milch (3 Liter)
Möhren (1 Bund)
Orangen (5 Stück)
Apfelschorle (6 Flaschen)
Brot (1 Laib)
Waschpulver (1 Paket)
Schokolade (2 Tafeln)
Mehl (1 kg)
Hundefutter (1 Paket)

Ende Klasse 3/Klasse 4

Eier (6 Stück)

Butter (2 Päckchen)

Käse (400 g)

Milch (3 Liter)

Möhren (1 Bund)

Orangen (5 Stück)

Apfelschorle (6 Flaschen)

Brot (1 Laib)

Waschpulver (1 Paket)

Schokolade (2 Tafeln)

Mehl (1 kg)

Hundefutter (1 Paket)

Übungsblatt Auswendiglernen 7

Merke dir die Telefonnummer:

Klasse 1/Klasse 2

Die Telefonnummer lautet: 53802

Meine Strategie:

____

____

____

____

Merke dir die Telefonnummer:

Klasse 2/Klasse 3/Klasse 4

Die Telefonnummer lautet: 16553802

Meine Strategie:

____

____

____

Sitzung 15 Aufbautraining
Rückblick und Abschluss

Zunächst fassen Sie das zurücklegende Training der vergangenen Wochen und die darin vermittelten Prinzipien in Kürze zusammen. Anschließend soll jedes Kind die Gelegenheit bekommen, seine eigenen Eindrücke widerzugeben. Dabei können folgende Fragen helfen:

Was hat dir gefallen?
Gab es etwas, was dir besonders schwergefallen ist?
Kannst du in der Schule oder zu Hause etwas mit dem Gelernten anfangen?
Hat sich etwas in der Schule dadurch geändert?
Hat sich zu Hause etwas dadurch geändert?
Kommst du bei den Hausaufgaben besser zurecht?
Hat sich deine Beziehung zu deinen Lehrern verändert?
Hat sich deine Beziehung zu deinen Eltern oder Geschwistern verändert?
Hat sich deine Beziehung zu anderen Kindern verändert?
Denkst du, dass du die gelernten Strategien auch in Zukunft beibehältst?

Geben Sie jedem Kind ein persönliches Feedback. Heben Sie dabei die Fortschritte hervor, auch wenn Sie diese eher als gering einschätzen. Ebenso stellen Sie die Defizite dar, die Ihnen aufgefallen sind. Auf diesem Weg erhalten die Kinder eine möglichst realistische Einschätzung ihrer Leistung. Es ist sinnvoll, auch die Ergebnisse der Rückmeldebögen mit einfließen zu lassen.

Die Elternbegleitung

Die Elterngespräche finden in der Regel alle zwei bis vier Wochen parallel zum Training statt und dauern 45 bis 90 Minuten. Sie gliedern sich jeweils in eine Phase der Rückschau, der Information und der Klärung. In der Regel verwenden Sie für jeden der drei Abschnitte ähnlich viel Zeit. Stellen Sie eingangs zur besseren Orientierung den Eltern dieses Prinzip vor:

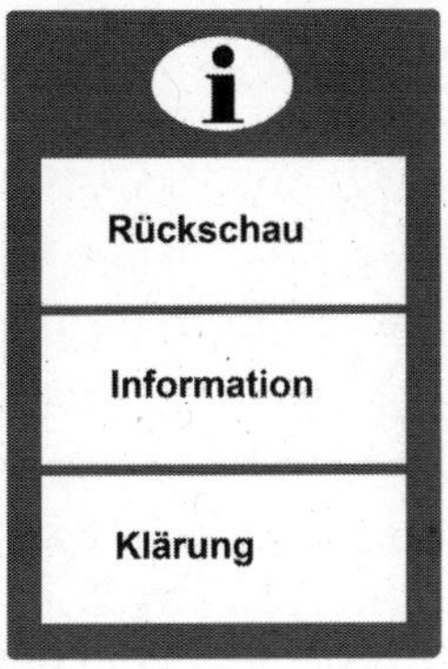

Nutzen Sie zunächst die Möglichkeit, sich in einer *Rückschau* gegenseitig über die aktuelle Situation auszutauschen. Alle Beteiligten haben dadurch insbesondere die Gelegenheit,
- sich besser kennenzulernen,
- nachzufragen und zu konkretisieren,
- aktuelle Eindrücke mitzuteilen und Kritik zu üben,
- Vorstellungen und Wünsche auszudrücken,
- Entwicklungen aufzuzeigen und
- ein realistischeres Bild von der Familiensituation bzw. der Therapie zu entwickeln.

Anschließend referieren Sie in der *Informationsphase* zu einem relevanten Thema. Hierbei bieten sich die fünf folgenden Inhalte an:
- Hintergrundwissen Aufmerksamkeitsstörungen
- Überblick Training
- Entspannungstechniken
- Verstärkerpläne
- Arbeiten zu Hause

Die *Klärungsphase* dient schließlich dazu, Fragen der Eltern zu beantworten und einen Bezug zum Alltag herzustellen. Es bietet sich natürlich an, bestimmte Elemente des Trainings (z. B. einen Verstärkerplan) für eine gewisse Zeit und in angepasster Form auch zu Hause zu installieren.

Sitzung 1 Elternbegleitung
Hintergrundwissen Aufmerksamkeitsstörungen

RÜCKSCHAU + INFORMATION + KLÄRUNG

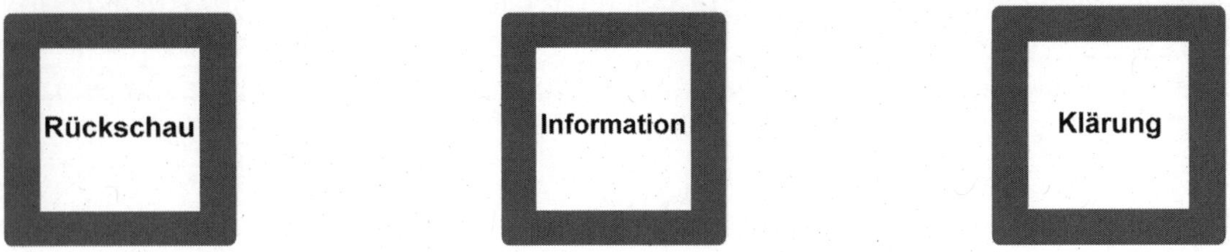

Einführung

Vermutlich kennen Sie sich bereits aus den Vorgesprächen (andernfalls sollten Sie sich erst einmal Zeit nehmen, sich gegenseitig vorzustellen). Zunächst begrüßen Sie die Eltern und stellen den Aufbau der Beratungsgespräche kurz vor:

„Guten Tag! Ich freue mich, Sie heute hier begrüßen zu können. Wie Sie wissen, arbeite ich in dieser Einrichtung als Therapeutin und leite das Training, an dem Ihr Kind teilnimmt. Unser Gespräch, zu dem wir uns regelmäßig treffen, wird aus drei Elementen bestehen: aus der Rückschau, der Informations- und der Klärungsphase. Im ersten Teil tauschen wir uns gegenseitig über die aktuelle Situation zu Hause und im Training aus. Im zweiten Teil erzähle ich Ihnen etwas zum Thema Aufmerksamkeitsstörung bzw. zum Training. Im dritten Teil kann ich Ihre Fragen dazu beantworten, und vielleicht können wir bestimmte Trainingselemente auch bei Ihnen zu Hause einführen."

Rückschau

Die Rückschau verwenden Sie dazu, sich besser kennenzulernen, nachzufragen und zu konkretisieren. Sie bietet auch die Gelegenheit, aktuelle Eindrücke mitzuteilen, Entwicklungen aufzuzeigen oder Kritik zu üben. Dabei sollten Sie nicht versäumen, die bestehenden Vorstellungen und Wünsche der Eltern zu explorieren:

„Vielleicht erzählen Sie mir noch einmal in Kürze, was die wesentlichen Gründe dafür gewesen sind, Ihr Kind zu diesem Training anzumelden ... Bitte geben Sie mir dazu konkrete und aktuelle Beispiele aus den letzten Wochen. Was genau erwarten Sie sich von unserer Maßnahme, was sind Ihre Ziele? ... Hat sich in den vergangenen Wochen bereits etwas in diese Richtung verändert? ... Gibt es für Sie gegenwärtig Anlass zu Kritik?"

Informationsphase

Thema: Hintergrundwissen Aufmerksamkeitsstörungen

Vermitteln Sie den Eltern ein realistisches Bild von der Diagnostik, der Entstehung und den therapeutischen Ansätzen in der Behandlung von Aufmerksamkeitsstörungen. Beschreiben Sie dazu die entsprechenden Diagnose-Kriterien (z. B. nach dem ICD-10-GM; DIMDI, 2014). Gehen Sie anschließend auf das integrative Modell von Lauth und Schlottke (2009) ein, um Einflussfaktoren zur Entstehung der Störung aufzuzeigen. Erläutern Sie schließlich allgemein Ziele und Methoden von Therapien.

Hilfreiche Materialien:

– „Grundlagen Aufmerksamkeitsstörungen; Diagnostik“ (s. Seite 11ff.)
– „Grundlagen Aufmerksamkeitsstörungen: Verlauf und mögliche Ursachen“ (s. Seite 13f.)
– „Grundlagen Aufmerksamkeitsstörungen: Therapieansätze“ (s. Seite 15f.)

Klärungsphase

In der abschließenden Klärungsphase gehen Sie auf die Fragen der Eltern zum Thema „Hintergrundwissen Aufmerksamkeitsstörungen“ ein und stellen einen Bezug zur konkreten Symptomatik des Kindes her:
„Sicher haben Sie einige Fragen zu meinen Ausführungen. Ich will gerne versuchen, sie zu beantworten ... Aus meiner Sicht bestehen bei Ihrem Kind gegenwärtig folgende Symptome der Störung: ... Bitte erzählen Sie mir von der aktuellen Schulsituation ... “

Sitzung 2 Elternbegleitung
Überblick Training

RÜCKSCHAU + INFORMATION + KLÄRUNG

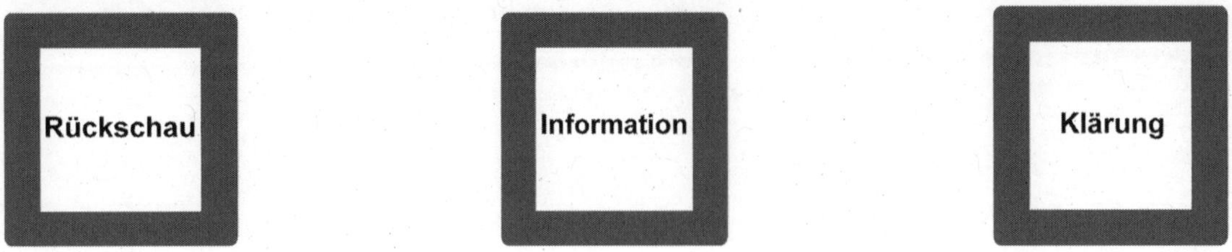

Rückschau
Tauschen Sie sich über die aktuelle Situation zu Hause und im Training aus.

Informationsphase
Thema: Überblick Training
Geben Sie den Eltern einen Überblick des Trainings. Verwenden Sie dazu die Symbole aus dem Kapitel „Die Trainingsbestandteile“, um den Stundenaufbau zu beschreiben. Anschließend erläutern Sie die Bedeutung und die Funktion der Signalkarten. Exemplarisch können Sie den Inhalt einer beliebigen Sitzung vorstellen.

Hilfreiche Materialien:
– „Der Aufbau der Trainingssitzungen: Die Symbole“ (s. Seite 38)
– „Der Aufbau der Trainingssitzungen: Der Stundenaufbau“ (s. Seite 39)
– „Der Aufbau der Trainingssitzungen: Die Signalkarten“ (s. Seite 44ff.)

Klärungsphase
Abschließend gehen Sie auf die Fragen der Eltern zum Thema „Überblick Training“ ein.

Sitzung 3 Elternbegleigung
Entspannungstechniken

RÜCKSCHAU + INFORMATION + KLÄRUNG

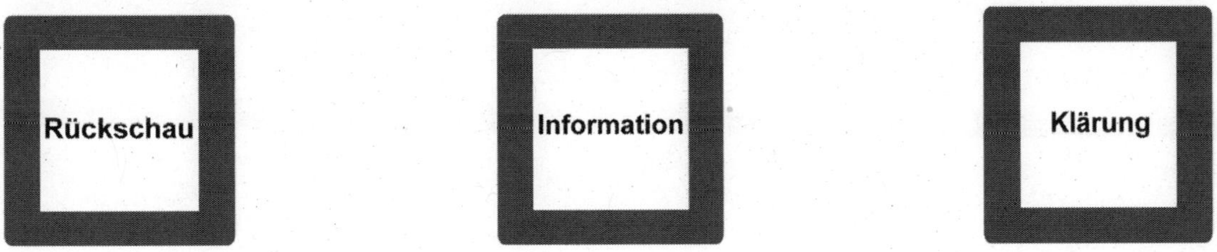

Rückschau
Tauschen Sie sich über die aktuelle Situation zu Hause und im Training aus.

Informationsphase
Thema: Entspannungstechniken
Vermitteln Sie Sinn und Zweck der Entspannungsphase des Trainings. Demonstrieren Sie die Wirkung durch eine praktische Übung mit den Eltern. Weisen Sie auf alternative Möglichkeiten hin (z. B. Phantasiereisen), die zu Hause zum Einsatz kommen können.

Hilfreiche Materialien:
– „Der Aufbau der Trainingssitzungen: Die Entspannungsphase" (s. Seite 40f.)
– Alternative Methoden (z. B. Henn, 1999)

Klärungsphase
Abschließend gehen Sie auf die Fragen der Eltern zum Thema „Entspannungstechniken" ein.

Sitzung 4 Elternbegleitung
Verstärkerpläne

RÜCKSCHAU + INFORMATION + KLÄRUNG

Rückschau | **Information** | **Klärung**

Rückschau
Tauschen Sie sich über die aktuelle Situation zu Hause und im Training aus.

Informationsphase
Thema: Verstärkerpläne
Erklären Sie den Eltern Ziel und Aufbau von Verstärkerplänen. Weisen Sie auf die Regeln, die während des Trainings gelten, und auf die äußeren Bedingungen hin. Anschließend beschreiben Sie allgemein Ihre Vorgehensweise in der Arbeits- und der Rückmeldungsphase.

Hilfreiche Materialien:
– „Der Aufbau der Trainingssitzungen: Die Regeln“ (s. Seite 43)
– „Der Aufbau der Trainingssitzungen: Die Arbeitsphase“ (s. Seite 47)
– „Der Aufbau der Trainingssitzungen: Die Rückmeldungsphase“ (s. Seite 48f.)

Klärungsphase
Abschließend gehen Sie auf die Fragen der Eltern zum Thema „Verstärkerpläne“ ein.

Sitzung 5 Elternbegleitung
Arbeiten zu Hause

RÜCKSCHAU + INFORMATION + KLÄRUNG

Rückschau	Information	Klärung

Rückschau
Tauschen Sie sich über die aktuelle Situation zu Hause und im Training aus.

Informationsphase
Thema: Arbeiten zu Hause
Beschreiben Sie eingangs die richtige Gestaltung des Arbeitsplatzes des Kindes (Material: Arbeitsplatz). Sie ist die notwendige Voraussetzung für gute Leistungen.
Anschließend entwerfen Sie gemeinsam mit den Eltern einen Verstärkerplan, der zu Hause bei den Schulaufgaben zum Einsatz kommen soll. Verwenden Sie dazu die Regeln, die im Training zum Einsatz kommen, und erläutern Sie die Bedeutung der angemessenen äußeren Bedingungen. Danach erstellen Sie einen Entwurf, der zu Hause von den Eltern mit dem Kind besprochen und eingeführt werden soll:
„Wir nutzen folgendes *Prinzip:* Für das Einhalten der Verhaltensregeln wird Ihr Kind von Ihnen nach jeder Übungssitzung durch Punkte – im Rückmeldebogen als ‚Möhren' dargestellt – bewertet. Sie werden gesammelt und zu gegebener Zeit gegen eine bestimmte Belohnung eingetauscht.
Suchen Sie gemeinsam *Belohnungen* aus, gegen die diese ‚Möhren' eingetauscht werden können. Was könnte das sein? Zum Beispiel für fünf ‚Möhren': 30 Cent oder einen Bleistift oder (lassen Sie die Eltern etwas aussuchen); für zehn ‚Möhren': 60 Cent oder einen Radiergummi oder ... ; für 15 ‚Möhren' 90 Cent oder einen Comic oder ... Tragen Sie die Belohnungen zu der dafür notwendigen Anzahl von ‚Möhren' unten in die entsprechenden Linien ein.
Vor der *Anwendung* bei den Hausaufgaben rufen Sie die Verhaltensregeln für die Übungszeit in Erinnerung (‚Bis zum Ende mitarbeiten!', ‚Nicht aufstehen!', ‚Nichts kaputt machen!', ‚Nicht schimpfen oder beleidigen!').
Am Ende jeder Sitzung geben Sie die *Bewertungen* ab. Verteilen Sie fünf ‚Möhren', wenn Ihr Kind alle Regeln über die gesamte Arbeitszeit eingehalten hat. Für jeden Regelverstoß wird eine ‚Möhre' abgezogen, es gibt aber darüber hinaus keine Minuspunkte. Markieren Sie die verbliebenen ‚Möhren' durch einem Stern (*) auf dem Rückmeldebogen.
Nach jeder Sitzung können die gesammelten ‚Möhren' eingetauscht werden, sofern mindestens fünf verdient worden sind. Sie dürfen aber auch gesammelt werden. Nach jedem Tausch sind die eingetauschten ‚Möhren' im Wochenplan wegzustreichen."

Hilfreiche Materialien:
– „Der Aufbau der Trainingssitzungen: Die Regeln“ (s. Seite 43)
– „Der Aufbau der Trainingssitzungen: Die Arbeitsphase“ (s. Seite 47)
– „Der Aufbau der Trainingssitzungen: Die Rückmeldungsphase“ (s. Seite 48f.)
– „Die Elternbegleitung“ (s. Seite 159ff.)
– „Sitzung 4 Elternbegleitung: Verstärkerpläne“ (s. Seite 164.)
– „Der Arbeitsplatz“ (s. Seite 167)
– „Der Rückmeldebogen“ (s. Seite 168)
– Alternative Materialien für die Lernförderung (z. B. Helfer, 2016)

Klärungsphase
Abschließend gehen Sie auf die Fragen der Eltern zum Thema „Arbeiten zu Hause“ ein.

Der Arbeitsplatz

Die äußeren Bedingungen am Arbeitsplatz des Kindes:

• Das Zimmer sollte sich in einem allgemein aufgeräumten Zustand befinden.

• Benutzen Sie nur den Tisch im Kinderzimmer oder im Wohnzimmer (eher ungeeignet ist z. B. der Küchentisch, an dem auch gegessen wird).

• Achten Sie auf eine angemessene Stuhl- und Tischgröße (die Füße des Kindes sollten den Boden berühren, benutzen Sie andernfalls eine Fußbank; die Sitzhöhe des Stuhls sollte zu der Arbeitshöhe des Tisches passen; auch sollten diese Möbel nicht wackeln oder knarren).

• Achten Sie auf eine gute Beleuchtung (z. B. durch eine Schreibtischlampe).

• Stellen Sie die richtige Zimmertemperatur her durch Heizen bzw. Lüften (im Wohnraum sollten 21 Grad Celsius herrschen).

• Schaffen Sie ausreichend freien Platz (das Kind benötigt mindestens 40 x 50 cm Arbeitsfläche).

• Sorgen Sie für Stille (ohne TV und ohne Musik) und schließen Sie Störungen aus (Telefon und Türklingel).

• Schreibmaterialien müssen bereitliegen (in der Regel werden Papier, Bleistift oder Füller, Radiergummi, Lineal und Anspitzer benötigt, eventuell auch Kleber und Schere).

• Arbeitsmaterialien müssen vorhanden sein (hier: die Übungsmaterialien).

Der Rückmeldebogen

Name von bis

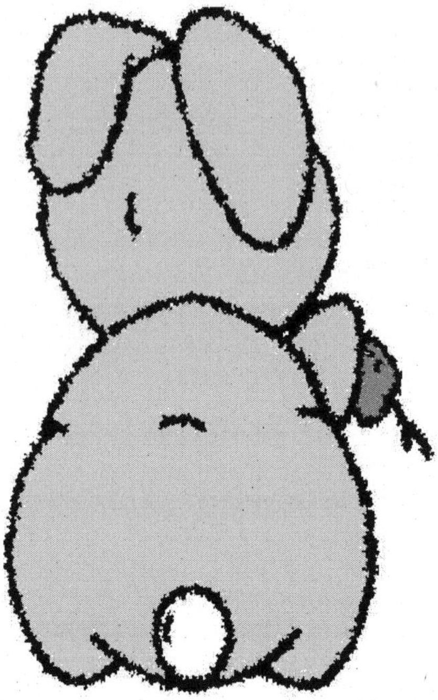

Montag 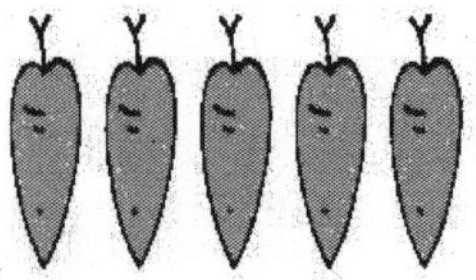

Dienstag 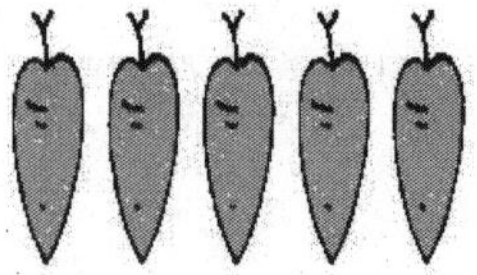

Mittwoch 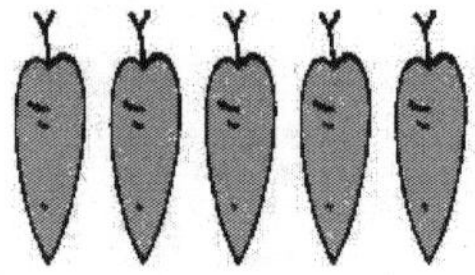

Donnerstag 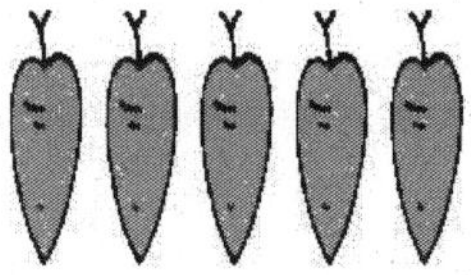

Freitag 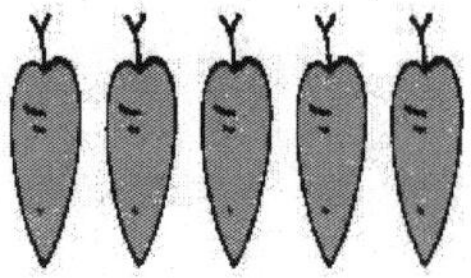

Belohnungen:

5 Möhren: ______________________________

__ Möhren: ______________________________

__ Möhren: ______________________________

__ Möhren: ______________________________

Sitzung 6 Elternbegleitung
Rückblick und Abschluss

In der letzten Elternsitzung geben Sie eine kurze Zusammenfassung des Trainings. Versuchen Sie, die Situation des Kindes und der Eltern zu Beginn und zum Ende des Trainings gegenüberzustellen. Arbeiten Sie danach die Entwicklung und die Fortschritte heraus, die aus Ihrer Sicht zu erkennen sind. Sie müssen sich dabei nicht nur auf die Aufmerksamkeitsstörung beschränken. Anschließend haben die Eltern ihrerseits die Möglichkeit, ihre gesammelten Eindrücke und Erfahrungen mitzuteilen. Unterstützen Sie sie dabei durch gezielte Fragen wie zum Beispiel:

„Hat das Training eine Entlastung gebracht?"
„Bestehen Probleme aus der Zeit vor Aufnahme des Trainings weiterhin?"
„Wie zufrieden sind Sie mit dem Ergebnis des Trainings?"
„Wie beurteilen Sie insgesamt den Erfolg des Trainings?"
„Wie zufrieden sind Sie mit den Beratungsgesprächen?"
„Woran muss Ihr Kind noch arbeiten?"
„Woran müssen Sie noch arbeiten?"
„Welche Hilfen benötigen Sie Ihrer Meinung nach weiterhin?"

Anhang

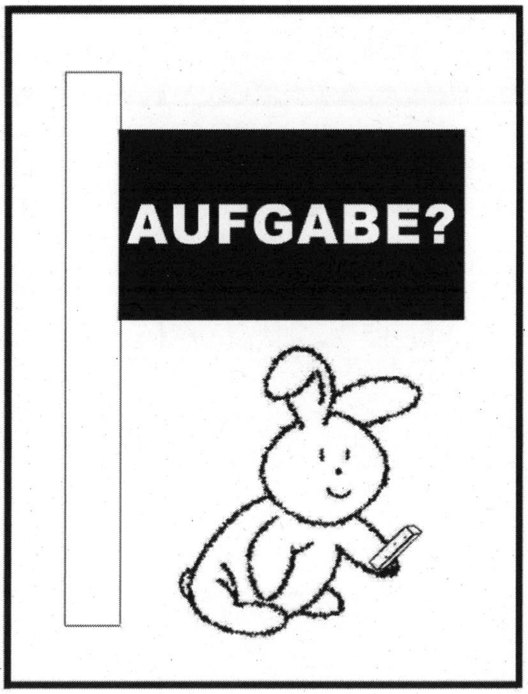

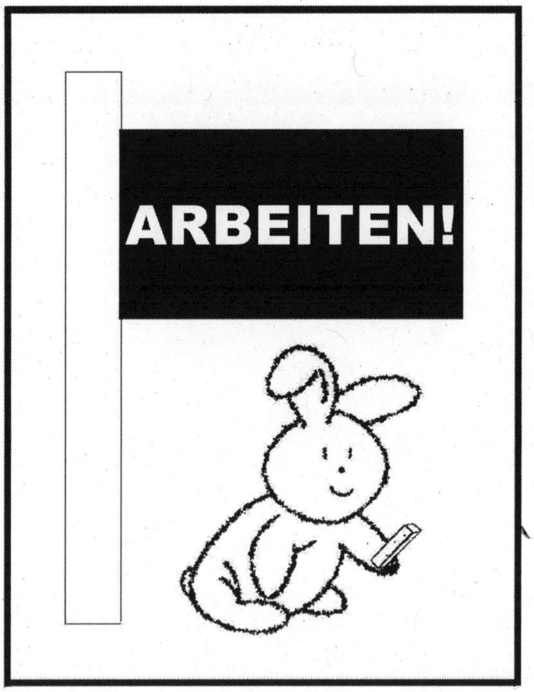

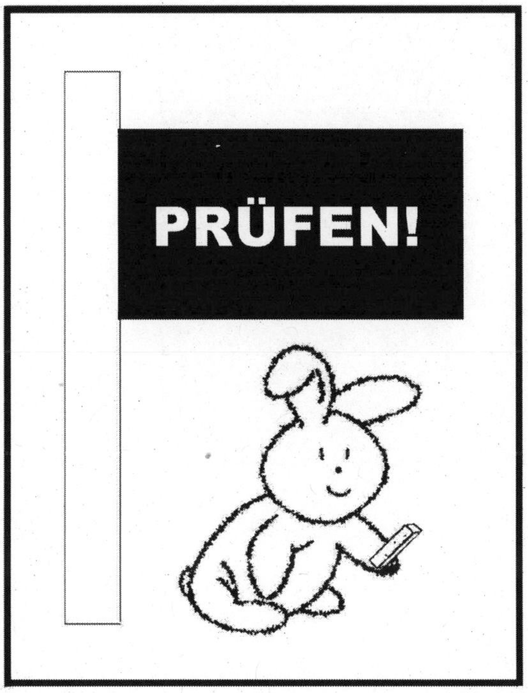

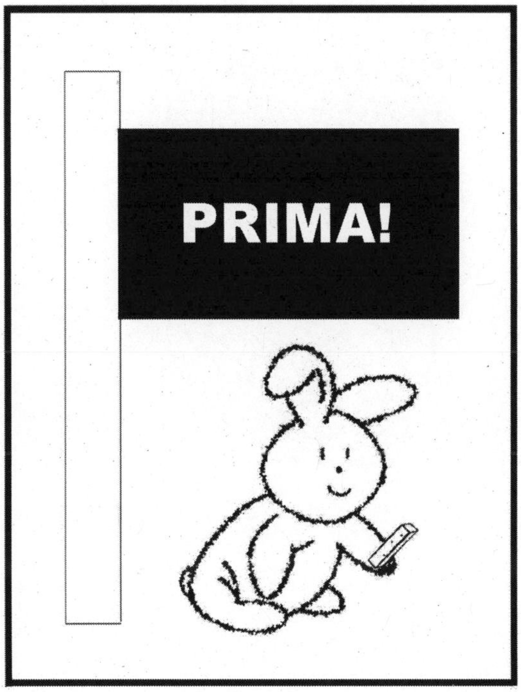

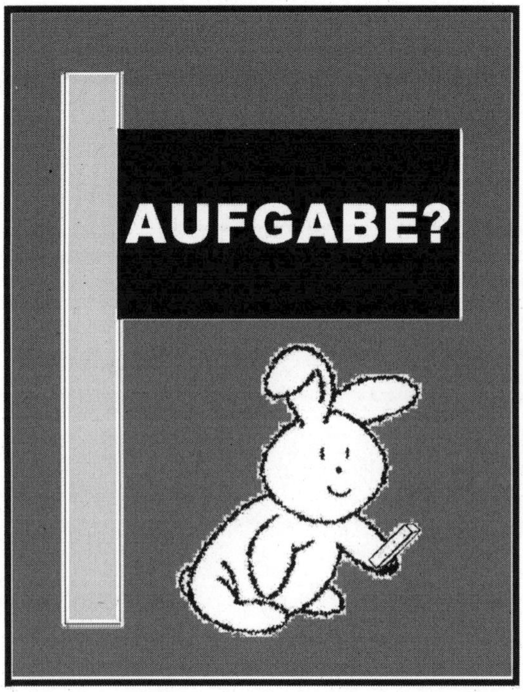
AUFGABE?

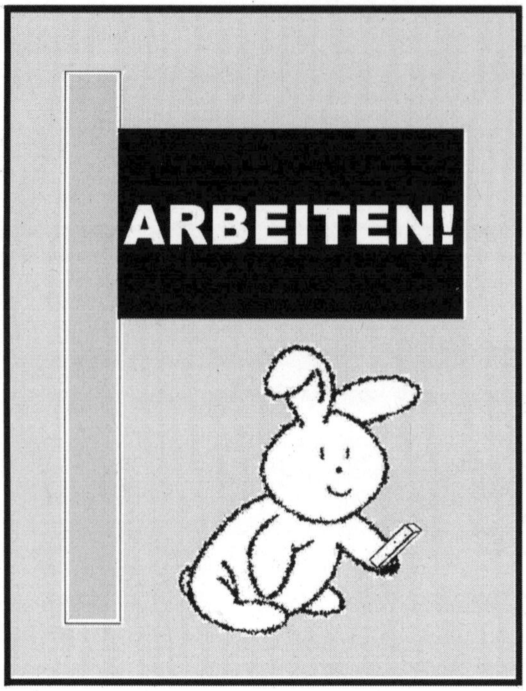
ARBEITEN!

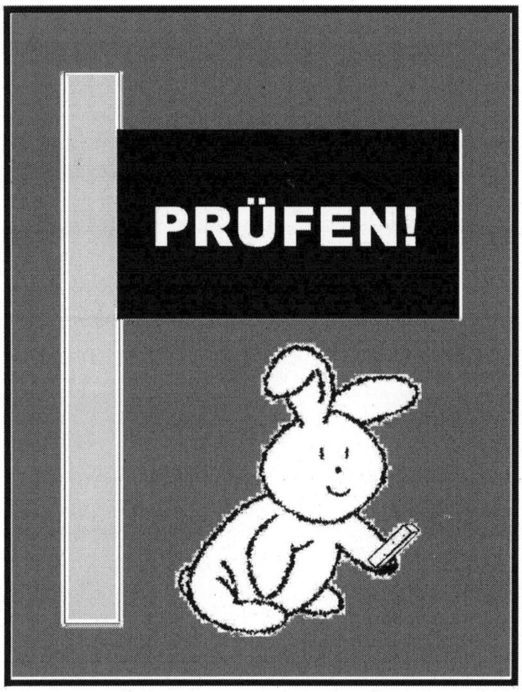
PRÜFEN!

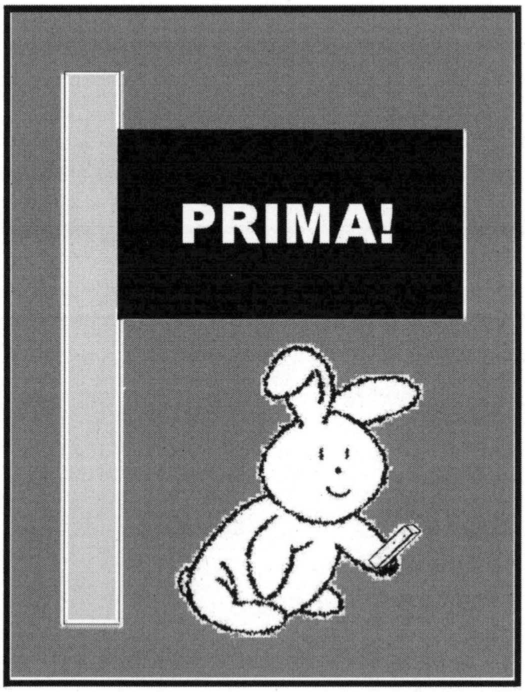
PRIMA!

Literatur

American Psychiatric Association APA (2013). *Diagnostic And Statistical Manual of Mental Disorders – 5th ed.* Washington: American Psychiatric Association. (Deutsche Ausgabe: Falkai, Peter/Wittchen, Hans-Ullrich (Hrsg.). (2015). *Diagnostisches und Statistisches Manual Psychischer Störungen – DSM-5®*. Göttingen: Hogrefe.)

Arbeitsgruppe Deutsche Child Behavior Checklist (1998). *Elternfragebogen über das Verhalten von Kindern und Jugendlichen; deutsche Bearbeitung der Child Behavior Checklist (CBCL/4-18). Einführung und Anleitung zur Handauswertung mit deutschen Normen.* Bearbeitet von M. Döpfner, J. Plück, S. Bölte, K. Lenz, P. Melchers & K. Heim. Köln: Arbeitsgruppe für Kinder-, Jugend- und Familiendiagnostik (KJFD).

Barkley, R. A. (2014). *Attention Deficit Hyperactivity Disorder: A Handbook for Diagnosis and Treatment.* New York: Guilford Press.

Barkley, R. A., Grodzinsky, G. & DuPaul, G. J. (1992). Frontal Lobe Functions in Attention Deficit Disorder with and without Hyperactivity: A Review and Research Report. *Journal of Abnormal Child Psychology, 20,* 163–188.

Becker, K., Holtmann, M., Laucht, M. & Schmidt, M. H. (2004). Are Regulatory Problems in Infancy Precursors of Later Hyperkinetic Symptoms? *Acta Paediatrica Supplement, 93,* 1463–1469.

Berger, Nicole, Küspert, Petra, Lenhard, Wolfgang, Marx, Peter, Schneider, Wolfgang & Weber, Jutta (2009). *WORT – Würzburger orthografisches Training.* Berlin: Cornelsen Verlag.

Biedermann, J., Faraone, S. V., Keenan, K., Benjamin, J., Krifcher, B., Moore, C. et al. (1992). Further Evidence for Family-Genetic Risk Factors in Attention Deficit Hyperactivity Disorder. Patterns of Comorbidity in Probands and Relatives of Psychiatrically and Pediatrically Referred Samples. *Archives of General Psychiatry*, 49, 728–738.

Cattell, R. B., Weiß, R. H. & Osterland, J. (1997). *Grundintelligenztest Skala 1 (CFT 1).* Göttingen: Hogrefe.

Döpfner, Manfred, Schürmann, Stephanie & Frölich, Jan (2013). *Therapieprogramm für Kinder mit hyperkinetischem und oppositionellem Trotzverhalten – THOP*. Weinheim: Psychologie Verlags Union.

Douglas, V. (1980). *Treatment and Training Approaches to Hyperactivity: Establishing Internal or External Control.* In C. K. Wahlen & B. Henker (Eds.), *Hyperactive Children. The Social Ecology of Identification and Treatment* (S. 283–318). New York: Academic Press.

Haffner, Johann, Baro, Karin, Parzer, Peter & Resch, Franz (2005). *Heidelberger Rechentest. Erfassung mathematischer Grundkompetenzen im Kindes- und Jugendalter (HRT 1-4).* Göttingen: Hogrefe.

Helfer, Michael (2016). *Trainings-Inventar Rechenstörung – TIR. Schnelle Hilfe bei Lernstörungen – Dyskalkulie.* Tübingen: dgvt-Verlag.

Henn, Ursula (1999). *Entspannte Kinder – Fit fürs Leben.* Freiburg im Breisgau: Herder.

Jacobson, E. (1929). *Progressive Relaxation.* Chicago: University of Chicago Press.

Krowatschek, Dieter & Theiling, Uta (2015). *Geschichten mit der Fly. Entspannung für unruhige, unauffällige, übermütige und ängstliche Kinder.* Dortmund: Borgmann Media.

Landerl, Karin, Wimmer, Heinz & Moser, Ewald (1997). *Salzburger Lese- und Rechtschreibtest SLRT. Verfahren zur Differentialdiagnose von Störungen des Lesens und des Schreibens für die 1. bis 4. Schulstufe.* Bern: Verlag Hans Huber.

Lauth, Gerhard W. & Schlottke, Peter F. (2009). *Training mit aufmerksamkeitsgestörten Kindern.* Weinheim: Beltz PVU.

Lohaus, Arnold & Klein-Heßling, Johannes (1999). *Kinder im Stress und was Erwachsene dagegen tun können.* München: C. H. Beck.

Meichenbaum, Donald & Goodman, J. (1971). Training Impulsive Children to Talk to Themselves: A Means of Developing Self-Control. *Journal of Abnormal Psychology, 77,* 115–129.

Petermann, Franz (Hrsg.). (2014). *Kinderverhaltenstherapie: Grundlagen und Anwendungen.* Hohengehren: Schneider Verlag.

Petermann, Ulrike (2014). *Entspannungstechniken für Kinder und Jugendliche. Ein Praxisbuch.* Weinheim: Beltz Verlag.

Schneider, Silvia, Unnewehr, Suzan & Margraf, Jürgen (Hrsg.). (2008). *Kinder-DIPS: Diagnostisches Interview bei psychischen Störungen im Kindes- und Jugendalter.* Berlin: Springer-Verlag.

Sonuga-Barke, E. J. S., Taylor, E., Sembi, S. & Smith, J. (1992). Hyperactivity and Delay Aversion I: The Effects of Delay on Reward Choice. *Journal of Child Psychology and Psychiatry, 33,* 339–409.

World Health Organization WHO (2013). *The International Classification of Diseases And Related Health Problems – ICD-10-WHO.* World Health Organization. (Deutsche Ausgabe: Deutsches Institut für medizinische Dokumentation und Information DIMDI (2014). *Internationale statistische Klassifikation der Krankheiten und verwandter Gesundheitsprobleme – 10. Revision – German Modification – ICD-10-GM.* München: Urban & Schwarzenberg.)

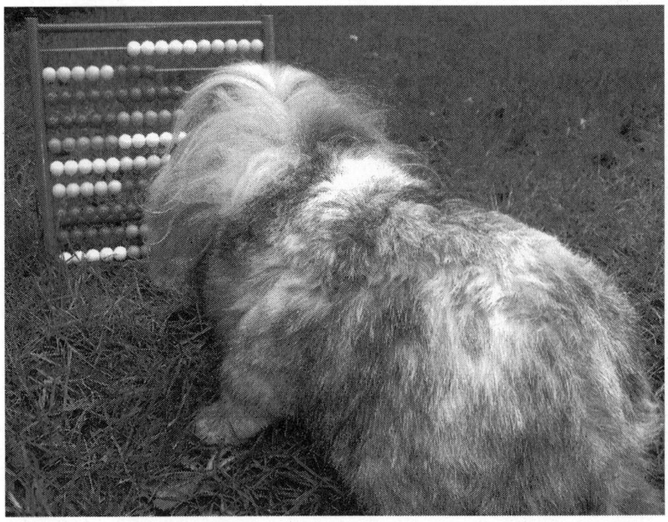